Basische Ernährung

Der Leitfaden für Einsteiger

Wie Sie Ihren Säuren-Basen-Haushalt verstehen, geschickt ausgleichen und Ihren Körper entgiften - inkl. Lebensmittelliste

Mariam Priet

INHALT

Was ist basische Ernährung?

SÄURE-BASEN-HAUSHALT?

Als Säuren-Basen-Haushalt wird ein Regulationssystem unseres Körpers bezeichnet. Unsere Nahrung kann in saure und basische Lebensmittel aufgeteilt werden, die jeweils unterschiedliche Wirkung auf unseren Organismus haben.

Das Regulationssystem unseres Körpers sorgt für ein ausgeglichenes Verhältnis dieser beiden Stoffe, nur so verhindert es einen Säureüberschuss, *Acidose* genannt, genauso wirkungsvoll wie ein Säuredefizit, als *Alkalose* bezeichnet.

Durch den Säure-Basen-Haushalt wird das Verhältnis der Säuren und Basen im Körper beschreiben, wobei die Skala von 1 bis 14 reicht. 1 bedeutet hierbei maximal sauer, 7 bedeutet neutral und 14 bedeutet maximal basisch. Der Normbereich deines Blutes liegt hierbei zwischen 7,37 und 7,45 – einer sehr kleinen Spanne. Diese Balance muss akribisch von deinem Körper aufrechterhalten werden, denn schon eine geringe Abweichung dieses Wertes von der Norm hat weitreichende gesundheitliche Folgen. Eine akute Acidose mit einem pH-Wert von 7,15 ist beispielsweise bereits lebensbedrohlich.

Auch deine Organe, wie der Darm beispielsweise, sind auf einen ausgeglichenen Säure-Basen-Haushalt angewiesen, um reibungslos funktionieren zu können. Dein Körper ist also rund um die Uhr damit beschäftigt, diesen pH-Wert zu regulieren und in einem gesunden Maß zu halten. Weitere wichtige Organe, die bei der Regulation helfen, sind Lunge und Nieren. Eine Überlastung dieser Organe durch eine Störung des Säure-Basen-Haushalts würde gesundheitliche Folgen bedeuten.

Die richtige Ernährung spielt dabei eine sehr wichtige Rolle. Entgegen der grundlegenden Annahme nehmen wir die Säuren nicht direkt mit der Nahrung auf. Sie entstehen viel mehr als ein „Abfallprodukt" von Verdauung und Verstoffwechselung. Die entstandenen Säuren müssen direkt neutralisiert oder ausgeschieden werden, um keinen Schaden in den Zellen anzurichten.

Der menschliche Körper hat hierfür eine Art „Puffersystem" entwickelt, er kann Basen aus der Nahrung zur späteren Neutralisation von Säuren speichern. Basische Mineralstoffe wie Kalium, Calcium und Magnesium können auch aus Knochen, Darm und Leber freigesetzt und genutzt werden. Dabei werden die Säuren gebunden und gelangen über das Blut in die Lunge, wo sie abgeatmet werden. Sie können auch über die Haut ausgeschwitzt oder über die Nieren und den Harn aus dem Körper ausgeschieden werden. Ein gesunder Organismus hat in der Regel genügend Basen zur Neutralisation zur Verfügung – dennoch ist dieser Pufferprozess nicht unerschöpflich. Stehen nicht mehr genug Basen zur Verfügung, werden die Säuren in den Muskeln und im Bindegewebe zwischengelagert und sorgen mit der Zeit dafür, dass wir krank werden.

Im Lauf dieses Buches werde ich dir aufzeigen, wie du deinen Körper bestmöglich in diesem Prozess unterstützen kannst, auf welche Lebensmittel du achten solltest und wie du generell dafür sorgst, dass du gesünder und glücklicher leben kannst!

WIE BASISCH ERNÄHREN?

Lebensmittel reagieren in deinem Körper neutral, sauer oder basisch und das hat zuerst einmal nichts mit deren Geschmack zu tun. So gilt es beispielsweise, dass Zitronen, obwohl sie sehr sauer schmecken, eher basisch und Laugenbrezeln dagegen eher säurebildend reagieren.

Für eine basische Wirkung im menschlichen Organismus sorgen Verbindungen aus verschiedenen Mineralstoffen und organischen Säuren. Dazu gehören z. B. Calciumcarbonat, Eisenfumarat, Zinkgluconat und Magnesiumcitrat. Sie kommen vermehrt in mineralstoffreichen pflanzlichen Lebensmitteln vor. Besonders stark basenbildend wirken also

Kräuter, Gemüse, Obst und Kartoffeln. Solche Lebensmittel wirken also positiv auf den Säure-Basen-Haushalt und sollten ca. 70 bis 80 % deiner Ernährung ausmachen.

Verstärkt proteinreiche Lebensmittel dagegen, wie Fisch, Fleisch, Wurst und Käse, wirken eher Säure-produzierend und sollten aufgrund dessen nur etwa 20 bis 30 % deiner täglichen Mahlzeiten ausmachen. Aber Achtung: Zu den säurebildenden Lebensmitteln gehören auch verschiedene Getreide und Hülsenfrüchte. Viele Anhänger der basischen Ernährung versuchen, sich daher auch glutenfrei zu ernähren. Auf säurebildende Produkte soll nicht gänzlich verzichtet werden, es wird tatsächlich noch zwischen guten und schlechten Säurebildnern unterschieden. Fakt ist, dass unser Körper auch einige Säuren benötigt.

Zucker wird oft als sauer angenommen, ist aber tatsächlich neutral. Im Gegensatz dazu soll bei einer basischen Ernährung auf übermäßiges Salz verzichtet werden. Um dem Körper dabei zu helfen, überschüssige Säuren auszuscheiden, soll auch darauf geachtet werden, viel zu trinken. Auch Lebensmittel mit hohem Wassergehalt gehören auf den täglichen Ernährungsplan.

Solange du aber darauf achtest, ein gesundes Gleichgewicht der Lebensmittel aufrechtzuerhalten, brauchst du keine Übersäuerung zu fürchten. Ein aktiver, gesunder Lebensstil mit Verzicht auf Genussmittel wie Alkohol und Nikotin und einer gesunden, basenreichen Ernährung ist das A und O für einen gesunden Säure-Basen-Haushalt.

In Kapitel 6.3 findest du außerdem eine Lebensmittelliste, an der du dich bei deinem Wocheneinkauf orientieren kannst. In Kapitel 10 findest du außerdem einige leckere Rezepte.

WAS IST DER URSPRUNG DER BASISCHEN ERNÄHRUNG?

Die basische Ernährung liegt in unseren Genen. Die Ernährung der Frühmenschen bestand nämlich nicht, wie so oft angenommen, aus einem Überschuss an Fleisch und tierischen Produkten, sondern hauptsächlich aus Pflanzen, Knollen, Beeren und Nüssen. Unser Körper ist bis heute auf diese Art der Ernährung eingestellt – bedeutet, er kommt mit basischer Kost einfach besser zurecht und zieht sich daraus sämtliche wichtigen Nährstoffe.

Es dauerte allerdings recht lange, bis Säuren und Basen Gegenstand des wissenschaftlichen Interesses wurden – bis ins frühe 20. Jahrhundert!

Die Ursprünge der basischen Ernährung, wie wir sie heute kennen, liegen im Jahr 1913, als der schwedische Chemiker Ragnar Berg seine Basentheorie begründet. In seiner Forschung legte er den Fokus auf die Erforschung der verschiedenen Nahrungsmittel und deren Einfluss auf den Säuren-Basen-Haushalt. Er empfahl nicht, komplett auf proteinreiche Nahrung zu verzichten, sondern eher basenüberschüssige Kost vorzuziehen.

Er überprüfte die These von Heinrich Lahmann, dass eine eiweißreiche und nährsalzarme Kost einen Säureüberschuss im Körper auslösen könne und damit Krankheiten wie Diabetes und Gicht begründete. Diese These baute Berg mit Experimenten und Selbstversuchen weiter aus.

Der Berliner Physiologe Ernst Leopold Salkoswki hatte in den 1970ern festgestellt, dass die Säuren im Körper zu Basen umgewandelt werden müssen, um ausgeschieden werden zu können.

Auch das floss in die Forschung Bergs ein. Er fand heraus, dass sich Säuren im Körper im

Gewebe als ein „Abfallprodukt" ablagern und somit Krankheiten fördern können. Für deren Vorbeugung und Heilung bräuchte man eine basenüberschüssige Ernährungsweise. Er empfahl die basische Ernährung bei Stoffwechselerkrankungen, Herz- und Nierenkrankheiten, fiebernden Infekten und nach Verwundungen und Operationen.

Als Säure-überschüssig deklarierte er alle tierischen Produkte sowie pflanzliche Knospen und Samen, wie Getreide und Hülsenfrüchte. Basische Lebensmittel dagegen seien Milch, Blut und sämtliche grünen Bestandteile eine Pflanze. Im Jahr 1925 entwickelte Berg ein alkalisierendes Mineralstoffpräparat namens „Basica", das noch bis heute vertrieben wird.

Berg fand auch heraus, dass die Zubereitung von Nahrungsmitteln entscheidend für die Nährstoffaufnahme im menschlichen Körper ist: Ein Kochen und Überbrühen von Nahrung führe zu einem hohen Verlust an Mineralstoffen und Vitaminen – besser sei das Dämpfen und Dünsten der Lebensmittel. Diese Erkenntnis ist heute Allgemeingut geworden.

Neben Berg stellte der Arzt Bircher-Brenner fest, dass eine säureüberschüssige Ernährung ungesund wäre. Er stellte die These auf, dass Harnsäure der Ursprung für Krebskrankheiten wäre. Warburg griff die These auf und führte einige Experimente mit Krebszellen durch. Tumore sollen durch Milchsäure zum Wachstum angeregt werden. Ein Wirksamkeitsnachweis für die Krebsvorbeugung durch basischer Ernährung wurde aber nie vorgelegt.

WIE BETRACHTET DIE SCHULMEDIZIN DIE BASISCHE ERNÄHRUNG?

In letzter Zeit hört man in den Medien vermehrt von der basischen Ernährung und ihren Vorteilen. Doch wie effektiv ist sie wirklich? Wird basische Ernährung von der Schulmedizin ernst genommen oder gar empfohlen?

Tatsächlich hat die Forschung bereits seit Jahrzehnten festgestellt, dass es Lebensmittel gibt, die Basen oder Säuren bilden. In den 90er-Jahren wurden Untersuchungen durchgeführt, in denen der Urin nach dem Essen nach basischen und sauren Bestandteilen durchsucht wurde. Dadurch konnte festgestellt werden, dass viele Lebensmittel, insbesondere Fleisch, sehr sauer sind. Beim Verzehr von Fleisch entstehen Abfallstoffe wie Schwefelsäure, die zu Erkrankungen führen können.

Die DGE hat hierzu allerdings keine Bedenken. Eine akute Übersäuerung durch eine zu „saure" Ernährung ist glücklicherweise ein Ding der Unmöglichkeit. Der Körper ist in der Lage, überschüssige Säure über die Lunge oder über die Nieren auszugleichen bzw. zu entsorgen. Wer also über eine gesunde Lunge und über gesunde Nieren verfügt, muss sich nicht sorgen, demnächst an einer Übersäuerung zu erkranken. Die Schulmedizin sieht also die Zusammenhänge zwischen eine Erkrankung und einer Übersäuerung als mögliche Ursache nicht.

Allerdings kann es bei einer Säure-lastigen Ernährung zum Anstieg von Cortisol, einem Stresshormon, führen. Bleibt der Wert hoch durch eine Ernährung mit vielen säurebildenden Lebensmitteln, kann der Blutdruck steigen, wodurch die Wahrscheinlich, an einer Herzkrankheit zu erkranken, ansteigt. Zudem wird das Skelettsystem beeinträchtigt. Damit es aber dazu kommen kann, müsste man sich jahrelang einseitig ernähren. Mit basischen Lebensmitteln kann man entgegenwirken.

Eine basische Ernährung ist natürlich zwar gesund, steht aber in der Medizin nicht im Fokus, um Symptome zu mildern. Bei der Schulmedizin wird viel mehr das Hauptaugenmerk auf medikamentöse Behandlungen gelegt – was unter Umständen die Übersäuerung des Körpers noch verschlimmern kann.

Fakt ist, dass im Medizinstudium die Ernährungslehre nur eine untergeordnete bis gar keine Rolle spielt. Viele Ärzte haben sich auf diesem Gebiet zwar selbst weitergebildet, aber dennoch solltest du dir eigenes fundiertes Wissen über die basische Ernährung aneignen.

Der pH-Wert

WAS IST DAS?

Der Begriff pH-Wert ist die Abkürzung des lateinischen Begriffes „potentia hydrogenii" und gibt Aufschluss über das Verhältnis von Säuren und Basen in Substanzen. Mit diesem Wert kann man bestimmen, ob die Substanz sauer oder basisch ist. Der pH-Wert hängt von der Menge der positiv geladenen Wasserstoffatome in der Lösung ab. Die Skala reicht von 0 bis 14, wobei ein kleinerer Wert auf eine höhere Säurekonzentration hinweist. Der neutrale Wert auf der Skala liegt bei 7. Werte darüber werden als alkalisch beschrieben und haben eine basische Wirkung.

In deinem Körper herrschen ebenfalls verschiedene Säuregrade, das heißt verschiedene pH-Werte.

Das Sekret der Bauchspeicheldrüse liegt bei pH 0,8, ist damit also sehr sauer. Der Magensaft ist mit pH 1,2 bis 3,0 ebenfalls sauer. Das muss er auch sein, denn die Nahrung muss von der Magensäure zersetzt werden, damit dein Körper die Nährstoffe aufnehmen kann. Im Dünndarm herrscht pH 8,0, während im Dickdarm ein Wert von 5,5 bis 6,5 zu finden ist. Die Leber und die Gallenblase sind mit pH 7,1 leicht basisch, der Speichel mit 7,0 bis 7,1 neutral bis leicht basisch. Das Blut ist mit 7,4 basisch, genauso wie das Bindegewebe mit 7,08 bis 7,29. Der Wert für Blut ist wichtig, denn wenn der pH-Wert sinken würde, könnte weniger Sauerstoff gebunden werden. Das wäre für den Menschen fatal. Ein pH-Wert von 6,1 im Herzen führt zum Tod. Die Muskeln sind fast neutral mit pH 6,9 – hier kommt es auf eine minimale Schwankung an. Die meisten Schwankungen des pH-Wertes finden sich im Harn mit 4,8 bis 8,0. Da durch den Harn Säure ausgeschieden wird, ist dies aber völlig normal.

Auch bei der Fortpflanzung spielt der pH-Wert eine wichtige Rolle. Während das Sperma einen basischen pH-Wert hat, hat das Milieu der Scheide einen sehr sauren pH-Wert. Die Reaktion zur Neutralisierung ermöglicht die optimale Fortbewegung des Spermas in Richtung Eizelle.

Ein weiterer wichtiger pH-Wert ist der pH-Wert für die Haut. Diese ist leicht sauer, da sie sich, wie auch die Scheide, so vor Krankheitserregern schützen kann.

Grundlegend ist der pH-Wert aussagekräftig für einen gesunden Säure-Basen-Haushalt. Ob ein Lebensmittel säurebildend oder basenbildend ist, lässt sich aber nicht konkret durch den pH-Wert bestimmen. So schmecken Zitronen zum Beispiel sehr sauer, haben einen niedrigen pH-Wert, aber werden jedoch in der basischen Ernährung empfohlen. Dies liegt daran, dass die Belastung der Säure auf die Niere sehr gering ist. Für Lebensmittel ist der PRAL-Wert (Potential Renal Acid Load) aussagekräftig, der im Kapitel 6 noch detaillierter ausgeführt wird. Du lernst in dem Kapitel unter anderem, wie man geeignete Lebensmittel für die basische Ernährung aussucht und worauf man achten sollte.

WIE MISST MAN IHN?

Den pH-Wert kann man auf ärztliche Weise im Blut messen, aber du kannst ihn auch leicht zu Hause überprüfen. Den Test kannst du machen, wenn du nicht unter einer Nierenerkrankung leidest, ansonsten ist der Test nicht sonderlich aussagekräftig.

Hierfür gibt es besonderes Indikatorpapier – das ist ein Papierstreifen, den du in Flüssigkeit, am besten Urin, hältst und dessen Farbänderung dann den pH-Wert anzeigt. Bei der Messung im Urin muss man allerdings darauf achten, dass der Wert ständig schwankt, deshalb sollte man bei einer Messung im Urin immer mehrere Tage in Folge Messungen vornehmen. Dann mindestens zwei Messungen am Tag, besser sogar sechs, jeweils im Abstand von 2 Stunden. Empfohlen werden kurze Messabstände und dass man stets das Gleiche isst, um den Wert nicht zu verfälschen. So kann man gute Werte ermitteln. Der Wert schwankt je nach Nahrung, Psyche und Tageszeit. Nachts werden von deinem Körper mehr Säuren ausgeschieden, was eine höhere Säurekonzentration im Morgenurin nach sich zieht. Ein natürlicher Kurvenverlauf der Säure über den Tag verteilt ist völlig normal und sollte auch so sein – so kann man feststellen, dass der Körper die Säuren von selbst reguliert und ausscheidet.

Eine Messmethode nach Sander sieht vor, dass zusätzlich zu den ermittelten pH-Werten von insgesamt fünf Urinproben die gebundenen sauren und die gebundenen basischen Anteile ermittelt werden. Bei dieser Methode wird die Regulationskapazität berechnet. Die aus der Messung entstandene Kurve sollte einem bestimmten Schema folgen, ansonsten kann daraus geschlossen werden, dass die Regulation im Säure-Basen-Haushalt gestört ist.

Bei einer weiteren Methode wird der gesamte Urin im Lauf eines kompletten Tages gesammelt. Hier wird die Netto-Säureausscheidung innerhalb von 24 Stunden berechnet. Je höher die Säureausscheidung über die Niere ausfällt, umso höher ist auch die Belastung für den Körper. In dem Fall bestünde dann Handlungsbedarf.

Weiterhin besteht die Möglichkeit, den Wert über das Blut zu messen. Hier wird die Pufferkapazität gemessen. Je höher diese ist, umso mehr Pufferkapazitäten sind noch vorhanden.

Umgekehrt besteht bei einer niedrigen Pufferkapazität Handlungsbedarf.

Wenn du den Verdacht hast, dass dein Körper in Bezug auf den Säure-Basen-Haushalt durcheinandergeraten ist, kannst du auch als Erstes für dich selbst ein paar Fragen beantworten:

- Fühlst du dich oft antriebslos, müde oder träge?
- Kannst du des Öfteren nicht einschlafen oder wachst mehrmals nachts auf?
- Bist du generell angespannt und schneller gestresst als sonst?
- Bist du öfter schlecht gelaunt und leicht reizbar?
- Hast du oft kalte Füße und kalte Hände?
- Tust du dich schwer, dich für Sport und Bewegung zu begeistern?
- Hast du ständig Lust auf Süßigkeiten?
- Trinkst du viel Kaffee, Energydrinks oder Alkohol?
- Schaffst du es nicht, die empfohlenen fünf Portionen Obst und Gemüse über den Tag verteilt zu essen?
- Trinkst du wenig bzw. hast du wenig bis gar keinen Durst?

- Hast du Probleme mit der Verdauung wie Sodbrennen, Durchfall, Aufstoßen oder Verstopfung?
- Hattest du in der Vergangenheit bereits Probleme mit Gallen- oder Nierensteinen?
- Hast du oft Schnupfen?
- Hast du ein schwaches Bindegewebe und bemerkst vermehrt Falten oder Cellulite?
- Sind deine Muskeln oft verspannt?
- Hast du oft Kopfschmerzen?
- Ist deine Haut besonders trocken oder fettig?
- Sind deine Haare glanzlos oder spröde?

Wenn du mehr als fünf dieser Punkte eindeutig mit Ja beantworten kannst, solltest du einen Arzt aufsuchen, ihm deine Vermutung einer Übersäuerung nahelegen und dich daraufhin testen lassen.

STADIEN DER ÜBERSÄUERUNG

Eine Übersäuerung deines Körpers geschieht nicht über Nacht. Es ist ein schleichender Prozess und wird gerade zu Beginn oft übersehen oder nicht als eine Übersäuerung bemerkt.

Man kann die Übersäuerung in fünf Phasen einteilen.

Phase 1: Das ist die Phase der versteckten Übersäuerung. In dieser Phase sind die pH-Werte deines Organismus noch unverändert, aber um die übermäßigen Säuren zu neutralisieren, leeren sich die körpereigenen Basendepots immer mehr. Als Folge lagern sich neutralisierte Säuren vermehrt im Bindegewebe ein. Es kommt zu Müdigkeit, Leistungsschwäche, verschlechterter Durchblutung und Verdauungsstörungen.

Phase 2: Diese Phase ist die der Übersäuerung. Dein Körper versucht, die Säuren und Gifte loszuwerden, manchmal mit Durchfall und Erbrechen als Sofortmaßnahme, aber meist als grippale Infekte oder Entzündungen. In dieser Phase kann dein Körper das Ungleichgewicht von selbst neutralisieren, sofern er genügend Basendepots zur Verfügung hat.

Phase 3: Die dritte Phase ist die Phase der chronischen Übersäuerung. Ab jetzt verändern sich die körpereigenen pH-Werte ins Negative, er kann seinen Säure-Basen-Haushalt nicht mehr selbst steuern. Es werden viel mehr Säuren und Stoffwechselabfallprodukte im Bindegewebe und dem intrazellulären Raum eingelagert. In einem verzweifelten Versuch, diese Säuren wieder loszuwerden und zu neutralisieren, greift dein Körper jetzt auf die körpereigenen Mineraldepots wie Zähne und Knochen zurück und zapft diese an. Dies aber schwächt deinen Organismus sehr und es kann dadurch zu verschiedenen Krankheiten kommen. Es kann zu Akne, Aphten, Asthma, Bronchitis, Allergien, Ekzemen, Mastozytose, Ödemen, Polypen, Nerven-bedingten Missempfindungen und mehr kommen.

Phase 4: Jetzt wird es gefährlich, denn es gerät auch der pH-Wert deines Blutes aus dem Gleichgewicht. Wenn dieser Wert fällt, dickt das Blut an und das Herz muss schwerer arbeiten. Ein Herzinfarkt droht.

Phase 5: In dieser Phase versagen nach und nach alle wichtigen Organe, sie arbeiten nicht mehr, wie sie sollen. Die Organe und Zellen werden mit Säure überschüttet, selbst das Gehirn. Die Gefahr für einen Herzinfarkt oder einen Schlaganfall ist ungemein hoch.

Warum ist die Entgiftung des Körpers so wichtig?

Die Entgiftung unseres Körpers ist essenziell, um ihn von innen zu reinigen. Säuren im Körper können die körperliche und mentale Leistungsfähigkeit stark beeinflussen und sich in den Zellen absetzen. Außerdem kann das Immunsystem stark geschwächt werden.

Eine Übersäuerung steht oft am Anfang eines weiteren Leidensweges. Dein Körper versucht, die bestehende Übersäuerung zu kompensieren – manchmal sogar über Jahre hinweg!

Unser Körper braucht Nährstoffe, die er in Energie umwandeln kann. Durch unser Essen nimmt er sich alles, was er braucht – Vitalstoffe, Nährstoffe und Wasser – und scheidet den Rest über den Darm, die Nieren, die Lungen und die Haut aus. Zu diesem Rest zählt auch die Säure. Kann dein Körper alle diese Säure ausscheiden, bleibt er gesund, fit und vital. Führen wir unserem Körper jetzt aber so eine Menge an Schadstoffen bzw. Säuren zu, dass er sie im vorgesehenen Zeitraum nicht ausscheiden kann, lagert er sie im Bindegewebe ein, mit der Intention, sie, sobald genügend Zeit und Möglichkeit besteht, zu entfernen. Wenn er jetzt am nächsten Tag aber wieder mit Säure überschüttet wird, ist er nur damit beschäftigt, die neue Flut auszuscheiden und belässt das Eingelagerte erst einmal da, wo es ist: im Bindegewebe. Möglicherweise kommt zu diesem Lager sogar noch ein bisschen Säure der neuen Welle hinzu. Mit der Zeit bilden sich in deinem Körper richtige „Mülldepots", die die Zellen schädigen und die Funktionen des gesamten Organismus einschränken. Es besteht kein gesundes Gleichgewicht mehr.

Irgendwann ist das Lager im Bindegewebe voll, aber es werden immer neue Säuren zum Einlagern bereitgestellt. Jetzt werden die Säuren oder auch Schlacken in die Zellen und die Gelenke abgeschoben. Es können Arthritis und Arthrose sowie Nieren-, Gallen- und Blasensteine entstehen. Auch unter der Haut werden die Schlacken eingelagert, hier erhöhen sie den oxidativen Stress in den Zellen und schädigen die Blutgefäße.

Wenn die Säuren aber endlich deinen Körper verlassen und basische Mineralien und hochwertige Nahrung ihren Platz einnehmen, hat das unzählige Vorteile. Zum einen wird dein äußeres Erscheinungsbild davon profitieren: Deine Haut wird straffer werden, Nägel werden länger, stärker und gesunder wachsen. Auch deine Haare werden kräftiger und glänzend. Haarausfall könnte sogar gestoppt werden! Dies kommt dadurch, dass eine basische Ernährung viele vitalisierende Mineralien und Vitamine aufnehmen kann. Ein gepflegteres Erscheinungsbild wird dich auch glücklicher und selbstbewusster machen.

Außerdem kann Übergewicht, das eine mögliche Folge einer Übersäuerung sein kann, verhindert werden. Wenn du dich lange Zeit von sehr vielen säurebildenden Lebensmitteln ernährt hast, kann eine Ernährungsumstellung auf eine basische Ernährung dazu führen, dass sich dein Körper wieder in einem gesunden Gleichgewicht einpendelt. Die Pfunde werden also nur so purzeln! Die Kombination einer basischen Ernährung mit Intervallfasten verstärkt den Effekt noch und unterstützt gleichzeitig die Selbstheilungskräfte des Körpers.

Durch Übersäuerung herbeigeführte Symptome wie Kopfschmerzen und Allergien können durch eine Entsäuerung gelindert bzw. sogar geheilt werden. Auch das Herz kann besser funktionieren, denn das angedickte Blut wird wieder flüssiger werden. Als Folge dessen muss das Herz nicht mehr so hart arbeiten. Nach einer dreiwöchigen Ernährungsumstellung berichteten Betroffene von weniger Herzrasen und einem niedrigeren Blutdruck. Sie fühlten sich auch viel fitter und konnten viel Lebensqualität zurückgewinnen.

Wusstest du, dass eine Übersäuerung des Körpers zu Schlacken führt, die sich im Augenbereich ansammeln? Diese Schlacken können nicht abgeführt werden, wenn der Organismus stark übersäuert ist und der Körper mit einer schwachen Niere und einem schwachen Immunsystem arbeiten muss. Eine vitaminreiche und basenreiche Ernährung kann diese Schlacken entfernen und dem Körper seine natürliche Balance wiedergeben. Eine Sehschwäche könnte also eingedämmt werden.

Auch lästige Pilzinfektionen können verhindert werden. Pilze benötigen ein saures Milieu und fühlen sich in einer ausgewogenen Umgebung nicht wohl. In einem basischen Organismus können Pilze also verhindert und entfernt werden. Dies funktioniert klassisch über die Ernährung, aber auch über die Anwendung basenreicher Körperpflegeprodukte.

WELCHE MÖGLICHKEITEN GIBT ES ZUR ENTGIFTUNG?

Zur Entgiftung deines Körpers gibt es verschiedene Möglichkeiten, der erste Schritt sollte aber immer über die Ernährung erfolgen.

Säuren entstehen beim Abbau von Aminosäuren. Proteine setzen sich daraus zusammen.

Besonders tierische Eiweiße werden in deinem Körper zu Phosphor- und Schwefelsäure verstoffwechselt – hochätzende Stoffe. Diese Säuren fordern deinen Körper besonders, da eine große Menge an basischen Mineralien nötig ist, um sie zu neutralisieren und auszuscheiden. Wenn dein Körper jetzt aber als Folge mangelhafter Ernährung und unzureichender Bewegung nicht ausreichend mineral-basische Depots aufgebaut hat, bedient er sich aus anderen Quellen daran, unter anderem aus den Knochen. Eine Demineralisierung sowie eine Ablagerung der Säuren in den Zellen und Geweben, besonders im Bindegewebe und um die Organe herum, wird begünstigt. Krankheiten wie Osteoporose können beispielsweise durch die Extraktion von Kalzium aus den Knochen entstehen.

Durch eine Übersäuerung können unbemerkt große Schäden entstehen, selbst bei gesunden Menschen. Eine saure Ernährung kann die Puffersysteme deines Körpers so stark beeinflussen, dass er nicht mehr imstande ist, die Säuren wieder allein loszuwerden. Dies kann man aber umkehren.

Eine basische Ernährung ist unbestreitbar gesund. Sie deckt sich in weiten Teilen mit den

Empfehlungen der Deutschen Gesellschaft für Ernährung (DGE). Hier gilt ganz einfach der Grundsatz: Ausgewogenheit ist der Schlüssel! Eine zum größten Teil aus basischen Lebensmitteln bestehende Ernährung senkt die Säurelast im Körper, erhöht die Pufferkapazität und führt das ganze System zurück zur inneren Balance. Empfehlenswert ist eine Ratio von 80:20. 80 % der zu konsumierenden Lebensmittel sollen basisch oder neutral sein. Dazu gehören viele Gemüsesorten, Obstsorten und gute Öle. Die restlichen 20 % der Lebensmittel können säurebildend sein, wie beispielsweise tierische Produkte. Auch bei der basischen Ernährung ist es wichtig, dass bei den Lebensmitteln auf Frische und Qualität geachtet wird. Ein kompletter Verzicht auf säurebildende Lebensmittel ist nicht zielführend, da der Körper einige Säuren für den Stoffwechsel benötigt. Ziel der basischen Ernährung ist es, mehr basenbildende Lebensmittel zu konsumieren, um Übersäuerung zu verhindern. Die Menge an säurebildenden Lebensmitteln soll so gering sein, dass der Körper überschüssige saure Stoffe effektiv beseitigen kann, ohne sein eigenes Entsäuerungssystem zu belasten.

Man kann einer Übersäuerung auch mit Mitteln aus der Naturheilkunde entgegenwirken. Bitterstoffe beispielsweise können bei einer Übersäuerung sehr hilfreich sein. Bitterstoffe findest du in Löwenzahn, Brennnessel, Ingwer, Kurkuma und Grapefruit, nur um ein paar zu nennen. Am besten sind diese Bitterstoffe in ihrer ursprünglichen Form oder als Tee zubereitet. Wenn du einen Salat zubereitest, kannst du stets ein Lebensmittel mit Bitterstoffen hinzufügen wie beispielsweise ein Salat mit Grapefruit oder Löwenzahn.

Durch basische Ernährung schaffen wir ein Milieu in unserem Körper, in dem krank machende Keime nicht leben wollen und sich nur noch Mikroorganismen ansiedeln, die unserer Gesundheit guttun. Abgesehen davon beinhaltet eine basische Ernährung eine große Anzahl an vitalisierenden Mineralstoffen und Vitaminen, die uns guttun.

Um dem Körper bei der Entsäuerung zu unterstützen, ist es unerlässlich, viel (stilles!) Wasser zu trinken. So können über die Niere überschüssige saure Stoffe ausgeschieden werden. Zusätzlich zu stillem Wasser werden verschiedene Tees empfohlen. Auch Lebensmittel mit hohem

Wassergehalt sollen oft konsumiert werden, damit der Körper stets über genügend Flüssigkeit für die Entsäuerung verfügt.

Wenn du möchtest, kannst du auch Basenpulver, Basentabletten oder Nahrungsergänzungsmittel zu dir nehmen, dies ist aber kein Muss. Diese Produkte können lediglich zusätzliche Unterstützung bieten. Grundlegend sind solche Produkte keineswegs dazu da, um eine ausgewogene und gesunde Ernährung zu ersetzen.

Um den Körper nicht unnötig zu belasten, solltest du auch versuchen, Stress zu vermeiden. Stress kann die Säurelast im Körper nämlich erheblich beeinträchtigen und vermindert auch deine Lebensqualität. Bei einem Basenbad kannst du dich bei Auftreten von Stress gut entspannen. Eine basische Körperpflege kann deinen Organismus von außen unterstützen. Viele Pflegeprodukte sind nämlich sehr sauer und die Benutzung solcher Produkte kann deinem Körper sogar schaden – doch dazu später noch mehr. Im Kapitel 11 werden wir detaillierter auf das Thema Körperpflege eingehen.

Auch Sport hilft bei der Entsäuerung. Beim Schwitzen werden Säuren ausgestoßen. Generell helfen hohe Temperaturen bei der Entschlackung und Entsäuerung. Neben regelmäßigem Sport, den du ohnehin treiben solltest, wenn du dich gesund halten möchtest, werden auch Saunen und Massagen empfohlen. Auch eine Trockenbürstenmassage fördert die Entschlackung und Entsäuerung. Eine Bürste hierfür kannst du in der Drogerie beschaffen. Vor dem Duschen kannst du dich damit massieren – du tust deinem Körper etwas Gutes und ganz nebenbei bekommst du samtweiche Haut.

Auch Atemtechniken kannst du anwenden, um die Entsäuerung zu beschleunigen. Ausatmen von Kohlenstoffdioxid ist eine wichtige Entsäuerungsmaßnahme. Mit der richtigen Technik kannst du dies noch beschleunigen. Viele Leute atmen sehr kurz und flach und sind häufig außer Atmen. Besonders, wenn man unter Stress steht, hat man oft nicht die Möglichkeit, innezuhalten und sich auf die Atmung zu konzentrieren. Dabei ist die Tiefenatmung, wobei der Bauch benutzt wird, die effektivste Atemtechnik, die sogar Babys beherrschen. Bei der Bauchatmung wird weniger Energie verbraucht. Gleichzeitig hilfst du deinem Blutdruck und kannst dich entspannen. Innere

Organe werden massiert und somit die Verdauung auch angeregt. Und mehr Sauerstoff bekommst du auch noch.

Für diese Atemübung planst du am besten fünf Minuten nur für dich ein. Lege die Arme auf den Bauch und konzentriere dich auf den Nabel. Atme dabei langsam ein und aus. Ganz wichtig: Es darf sich nicht der Brustkorb heben! Stattdessen möchtest du spüren, wie sich die Bauchdecke langsam anhebt und wieder in sich zusammensinkt. Du kannst die Übung so oft machen, wie du möchtest. Ich empfehle sie dir, wenn du dich sehr gestresst fühlst und dich entspannen möchtest.

Neben den Atemübungen gibt es in der Homöopathie auch Arzneimittel, die bei einer Übersäuerung helfen können. Colchicum und Kalium sulfuricum können solche Mittel sein. Vor Einnahme von Arzneimitteln solltest du dich allerdings umfassend informieren und deinen Hausarzt um Rat fragen.

Welche Auswirkungen und Anzeichen hat Übersäuerung?

WELCHE KRANKHEITEN KÖNNEN ENTSTEHEN?

Abwehrschwäche: Durch eine Übersäuerung gerät das ganze Immunsystem deines Körpers aus dem Gleichgewicht. Es funktioniert nicht mehr im vollen Umfang und es werden ein Leistungsnachlass, ständige

Müdigkeit, gestörte Verdauung und Kopfschmerzen begünstigt.

Aids (HIV): HIV kann nicht durch eine Entsäuerung entstehen, aber es steht in engem Zusammenhang mit dem Immunsystem. Um gegen Aids anzukämpfen, braucht der Körper aber das bestmögliche Immunsystem. Bei sämtlichen Aids-Patienten wurde eine Übersäuerung des Organismus festgestellt.

Allergie: Um zu entsäuern, schüttet der Körper das Hormon Histamin aus, das als Auslöser für viele allergische Reaktionen fungieren kann.

Alterung: Alterung ist ein natürlicher Prozess, der auch durch die besten Wunderkuren nicht gestoppt werden kann. Man kann ihn aber deutlich verlangsamen. Säuren belasten das Gewebe und die Organe und entmaterialisieren die Knochen, Nägel, Zähne, Haare und Haut – all das führt zu vorzeitigem Verschleiß des Körpers.

Antriebsschwäche: Eine Übersäuerung fordert den Körper rund um die Uhr und laugt ihn aus. Ein höherer und vorzeitiger Bedarf an Erholung ist gefordert, den wir unserem Körper aber meist nicht geben können. Eine permanente Antriebsschwäche kann die Folge sein.

Arteriosklerose: 50 % der Todesfälle in den Indust-
rieländern liegen an Herzkreislauferkrankungen,
die Arteriosklerose als Hauptursache haben. Um
die Säuren zu neutralisieren, braucht der Körper
Mineralien. Diese versucht er, sich schnellstmöglich zu beschaffen und geht dabei meist den
schnellsten Weg über das Kalzium in den Blutge-
fäßen. Die Blutgefäße werden dabei beschädigt
und es entstehen winzig kleine Risse, die mit Cholesterin geflickt werden müssen. Cholesterin sorgt
allerdings dafür, dass die Arterien nach und nach
verstopfen und die Verkalkung dieser und das
Verklumpen des Blutes können entstehen; ein
Herzinfarkt droht.

Arthritis: Rheumatische Arthritis entsteht,
wenn die Gelenkinnenhaut angezapft wird, um
die Säuren zu neutralisieren. Die Struktur der Ge-
lenkhaut wird damit verändert und vom Körper
nicht mehr als eigen wiedererkannt. Das Immunsystem greift mit seinen Abwehrstoffen jetzt die
vermeintlich fremde Substanz an und zieht den
Entzündungsprozess der Arthritis nach sich.

Arthrose: Zur Neutralisierung werden die Gelenkknorpel angezapft und die Gelenkflüssigkeit
wird durch die Basenentnahme dickflüssig.

Schlackenkristalle lagern sich ab und zerstören nach und nach den Gelenkknorpel.

Asthma: Durch die Übersäuerung wird vermehrt Histamin ausgeschüttet und auch eine Lähmung der Lungenkapillaren kann entstehen – in Kombination führt dies zu einer allergischen Reaktion des Asthmas. Die Bronchien und die Atemmuskulatur verkrampfen, was zu einem Asthma-Anfall führen kann.

Atemwege: Eine zu große Säurelast im Körper kann zu Reizhusten und vergrößerten Mandeln führen – die Atmung fällt schwer und Erkrankungen der Atemwege werden begünstigt.

Augen: Säuren können die Muskulatur des Auges beeinträchtigen und die Augenlinse trüben. Es drohen Sehstörungen, grauer Star, Bindehautentzündungen und Lichtempfindlichkeiten.

Bandscheibenvorfall: Auch die Bandscheiben werden im Notfall für die Basengewinnung angezapft und werden dadurch immer flacher und verlieren nach und nach ihre Pufferfunktion, bis sie schließlich aufgeben und es zu einem Bandscheibenvorfall kommt.

Bindegewebsschwäche: Durch die Einlagerung der Schlacken wird das Bindegewebe zunehmend geschwächt. Das Spektrum dieser Schwäche reicht von optischen Erscheinungen bis zu Funktionsschwächen, die die Organe beeinträchtigen.

Blasensteine: In der Blase können sich Säuren in Form von Blasensteinen ablagern.

Bluthochdruck: Durch Säure erstarren und vergrößern sich die roten Blutkörperchen und müssen dementsprechend mit größerem Druck durch die Blutgefäße transportiert werden. Bluthochdruck ist ein großer Faktor für Schlaganfall und Herzinfarkt.

Bronchitis: Durch eine Übersäuerung werden Infekte im Körper nicht genügend bekämpft. Auch in den Lungen häufen sich die Infektionskrankheiten und fördern somit eine Bronchitis.

Cellulite: Für Cellulite gibt es verschiedene Gründe, unter anderem auch einfach die Genetik, aber ein Grund dafür kann auch eine akute Säurelast im Körper sein. Diese Säuren werden im Bindegewebe zwischengelagert, und zwar auch in Form von Cellulite an Oberschenkeln und Po.

Darm: Eine Übersäuerung im Darm kann zu einer Virusinfektion führen, die dann in ihrem Verlauf den ganzen Körper beeinflusst. Im Darm werden die meisten Nährstoffe unserer aufgenommenen Nahrung verarbeitet. Wenn der Körper aber übersäuert ist, verschlackt auch der Darm und die Nährstoffe können nicht mehr richtig aufgenommen werden. Säuren schädigen auch die Darmwand und führen durch diese kleinen Verletzungen zu entzündlichen Darmgeschwüren.

Depression: Einem kranken Körper folgt oft auf dem Fuße auch ein kranker Geist. Übersäuerungen können auch zu Depressionen führen.

Diabetes: Die Bauchspeicheldrüse ist auf basische Stoffe angewiesen, um reibungslos funktionieren zu können. Die Basen werden aber von der anfallenden Säurelast einer Übersäuerung so aufgebraucht, dass die Bauchspeicheldrüse davon nichts mehr abbekommt und dadurch geschädigt werden kann. So werden Ketone freigesetzt, was zu Diabetes mitsamt Spätfolgen führen kann.

Durchblutungsstörungen: Die Säuren lassen die roten Blutkörperchen erstarren, was dafür sorgt, dass sie nur noch schwer die kleinen Kapillaren fließen können. Nach und nach verstopfen so die Blutgefäße, was zu Durchblutungsstörungen, Thrombosen und sogar zum Herzinfarkt führen kann.

Durchfall: Durchfall ist nicht unbedingt eine Erkrankung, sondern eher eine Sofortmaßnahme deines Körpers, um die überschüssige Säure loszuwerden. Dennoch ist er eine Folge der Übersäuerung.

Ekzeme: Das Lymph- und Immunsystem können auf eine akute Übersäuerung mit Ekzemen reagieren.

Fieber: Fieber wehrt Infektionen ab und kann ebenfalls Säuren neutralisieren, indem es sie sozusagen verbrennt.

Gallensteine: Ebenso wie in der Blase können sich auch in der Galle durch die Säuren Steine bilden.

Geschlechtsorgane: Pilze und andere Infektionen, Juckreiz, Rötungen und Entzündungen an den Geschlechtsorganen können auf eine Übersäuerung zurückgeführt werden. Gerade Pilze und Bakterien fühlen sich in saurem Milieu sehr wohl.

Gicht: Durch die Übersäuerung des Körpers kann die Harnsäure im Blut ansteigen, was zur Gicht führt.

Graues Haar: Wenn der Haarboden aufgrund von Säureüberschuss demineralisiert wird, verliert das Haar seine natürliche Farbe und wird grau. Wenn weitere Mineralien entzogen werden, fällt das Haar sogar ganz aus.

Hämorrhoiden: Ein deutliches Zeichen für eine bedrohliche Ansammlung von Säuren im Körper sind Hämorrhoiden.

Hauterkrankungen: Als größtes Organ des Körpers spielt die Haut mitunter die wichtigste Rolle zur Entsäuerung des Körpers. Wenn der Organismus wieder remineralisiert wird, können viele Hauterkrankungen von allein wieder verschwinden.

Heuschnupfen: Nicht immer auf eine Übersäuerung zurückzuführen, ist der Heuschnupfen, aber eine Verbesserung im Zuge einer basischen Ernährung ist oft zu beobachten.

Hitzewallung: Eine Hitzewallung ist eine natürliche Reaktion des Körpers, um die Säuren auszuschwemmen, wenn die Monatsblutung ausbleibt. Eine basische Ernährung kann diesen Prozess unterstützen und die Hitzewallungen vermindern.

Hörsturz: Es gibt verschiedene Ursachen für einen Hörsturz, zu denen auch eine Übersäuerung des Körpers gehören kann.

Karies: Die Zähne gehören zu den Mineraldepots des Körpers, die bei einem akuten Mineralmangel als Erstes angezapft werden. Der Zahnschmelz wird geschädigt und Karies begünstigt.

Konzentrationsschwäche: Bei der Konzentrationsschwäche sind wieder die Säure-bedingt erstarrten roten Blutkörperchen die Schuldigen, die eine verschlechterte Durchblutung zum Gehirn nach sich ziehen.

Kopfschmerzen: Genauso wie bei der Konzentrationsschwäche verhält es sich aufgrund der unzureichenden Blutzufuhr mit Symptomen wie Kopfschmerzen bis hin zur Migräne.

Körpergeruch: Der Körper benutzt die Schweißdrüsen, um die Säuren und Schlacken aus dem Körper zu schwemmen, was zu einem starken Körpergeruch führen kann.

Lebererkrankungen: Die Leber benötigt für die Produktion der Galle eine große Menge an Basen. Bekommt sie diese nicht, wird sie übermäßig beansprucht, was zu allerhand Beschwerden und Erkrankungen führen kann.

Magen: Der Magen produziert zwar selbst Säure, doch wird ebenfalls durch die Übersäuerung des Körpers beeinflusst.

Magenschleimhautentzündungen, Magenge-schwüre, Pilzerkrankungen, Sodbrennen und saures Aufstoßen können vorkommen.

Mundgeruch: Ein häufiges Symptom der Übersäuerung ist der Mundgeruch.

Muskeln: Übersäuerung kann Krämpfe der Muskeln verursachen.

Nägel: Die Nägel sind ebenso wie die Haare ein Mineraldepot, das vom Körper in Notzeiten zuerst angezapft wird. Sie werden in Folge dünn und brechen schneller ab.

Nervensystem: Eine Übersäuerung reizt ständig das vegetative Nervensystem. Dadurch ist man schneller reizbar, antriebslos und ermüdet schnell.

Nieren: Die Nieren dienen vor allem der Entgiftung des Körpers. Wenn die Säurelast zu hoch ist, können auch sie nicht mehr richtig arbeiten und können sogar versagen. Es können sich auch Nierensteine als Ablagerungen bilden.

Osteoporose: Knochen dienen als größter Kalziumspeicher in unserem Körper ebenfalls als Mineraldepot und werden bei Bedarf angezapft. Dadurch kann Osteoporose entstehen.

Parodontose: Übersäuerung gepaart mit einem Mangel an Vitamin C kann zu Parodontose führen.

Pilzinfektionen: Die Säuren im Körper fördern alle Pilze, doch besonders der Candida-Pilz ist sehr gefährlich für den menschlichen Organismus, da er selbst Gifte ausscheidet und die Übersäuerung sogar noch verschlimmern kann.

Potenzstörungen: Potenzstörungen und Probleme mit der Erektion können auf Drüsenstörungen zurückgeführt werden, die unter anderem aus Säuren zustande kommen.

Reizbarkeit: Durch Säuren wird unser vegetatives Nervensystem ständig überschwemmt und überreizt, was zu Adrenalin- und Thyroxinausschüttung führt, was wiederum zu Aggressivität, Unbeherrschtheit und Reizbarkeit führen kann.

Rheuma: Säuren werden im Gewebe und in den Gelenken eingelagert und können so Entzündungen und Bewegungsschmerz auslösen.

Rückenschmerzen: Bestimmte Rückenschmerzen liegen Muskelverspannungen zugrunde, die auf eine Übersäuerung des Gewebes zurückgeführt werden können.

Schilddrüsen-Überfunktion: Eine Übersäuerung verändert die Drüsen in unserem Körper ganz allgemein und kann so auch zu einer Überfunktion der Schilddrüse führen.

Schlafstörungen: Ebenfalls auf die Übersäuerung und die damit verbundene Überreizung des Körpers kann man Schlafstörungen und Schlafprobleme zurückführen.

Tennisarm: In den Sehnenscheiden finden sich viele Basen, was dazu führt, dass sich die Säuren mit Vorliebe an dieser Stelle ablagern und die Sehnenscheiden angreifen. Diese werden in ihrer Funktion gehemmt und es bildet sich ein Bewegungsschmerz.

Übergewicht: Körperfett kann vom Organismus als eine Art Schutzschicht gegen die Säure, die im Körper herrscht, aufgebaut werden – das kann über einen Zeitraum hinweg zu Übergewicht führen.

WIE VERSUCHT DER KÖRPER, SICH VON ÜBERSÄUERUNG ZU BEFREIEN?

Schwitzen: Am ganzen Körper hat dein Körper Schweißdrüsen, die in erster Linie dafür, sorgen die Temperatur deines Organismus konstant zu halten. Durch Schwitzen kühlt er sich selbst ab. Mit dem Schweiß werden aber auch Giftstoffe wie die Säuren ausgeschwemmt.

Durchfall: Durchfall ist eine Sofortmaßnahme, die dein Körper ergreift, wenn zu schnell zu viele Säuren mit der Nahrung aufgenommen wurden. Das kann aber nur helfen, wenn sich die Säuren noch im Darmtrakt befinden und nicht im Gewebe gespeichert wurden.

Erbrechen: Ebenso wie Durchfall ist auch Erbrechen eine Sofortmaßnahme, um Säuren schnellstmöglich wieder loszuwerden. Gerade beim übermäßigen Alkoholkonsum kommt dieser Schutzmechanismus vermehrt vor.

Atmen: Säuren können von deinem Körper ausgeatmet werden, wenn auch nur in geringen Mengen. Mit der richtigen Atemtechnik kannst du den Prozess beschleunigen.

Urin: Die meisten Säuren, die in deinem Körper anfallen, werden mit dem Harn aus dem Körper ausgeschieden.

Die Entsäuerung

GIBT ES EIN „ZU BASISCH"?

Allein durch die Ernährung kann es kein „zu basisch" geben. Basische Lebensmittel sind in erster Linie Obst und Gemüse und nichts davon schadet dem Körper. Liegt allerdings eine Allergie vor, ist das ein anderes Thema.

Ein „zu basisch" kann sich nur entwickeln, wenn man mit Tabletten oder besonderen Präparaten arbeitet. Verschiedene Bereiche deines Körpers, wie der Magen beispielsweise, brauchen Säure, um richtig zu funktionieren – diese sollten nicht völlig eliminiert werden.

Auch in der Blase sind Säuren nötig, denn wenn der Urin dauerhaft zu basisch ist, können sich Basensteine bilden. Diese sind genauso wie

Säuresteine sehr schmerzhaft und müssen operativ entfernt werden.

Daher solltest du mit Basenpräparaten und Nahrungsergänzungsmitteln immer aufpassen, am besten einen Arzt konsultieren und diese nicht selbst dosieren. Im besten Fall benötigst du keine Nahrungsergänzungsmittel. Eine gesunde und abwechslungsreiche basenreiche Ernährung, bei der auf Bioqualität geachtet wird, reicht in der Regel aus.

KRANKHEITEN DURCH ENTSÄUERUNG VORBEUGEN

Unser Körper leistet viel, um einer Entsäuerung vorzubeugen. Auf das körpereigene Entsäuerungssystem sollten wir uns aber nicht verlassen, denn durch das konstante Ausgleichen bzw. Ausscheiden von sauren Stoffen im Körper setzen wir ihn einer starken Belastung aus. Diese Belastung kann sich in Symptomen bemerkbar machen, unter denen unwissentlich ein Großteil der Bevölkerung leidet. Oftmals lassen sich Kopfschmerzen, Rückenschmerzen und schlechter Schlaf auf eine übersaure Ernährung zurückführen.

Ein großer Fehler ist es, diese Symptome mit Medikamenten zu bekämpfen. Bei der Verwendung von Medikamenten werden nämlich lediglich die Symptome unterdrückt. Die Ursachen der Symptome werden dagegen ignoriert und so werden Krankheiten nur schlimmer. Das körpereigene Entsäuerungssystem wird durch das Einnehmen von Medikamenten unnötig belastet und kann im schlimmsten Fall Säuren nicht mehr ausgleichen bzw. ausscheiden. Im Körper steigen so die sauren Stoffe an und es kommt zu einem Teufelskreis mit der weiteren Einnahme von Medikamenten und der Unterdrückung des Entsäuerungssystems.

Diesen Teufelskreis kannst du von vornherein verhindern, indem du dich basisch ernährst. Hierzu kannst du dir die Lebensmittelliste in Kapitel 6.3 zu Hilfe nehmen. In Kapitel 10 findest du auch eine kleine Sammlung an erprobten Rezepten, die deinem Körper und deinem Gaumen guttun. Das A und O ist auf jeden Fall das Reduzieren säurebildender Lebensmittel durch vermehrtes Ersetzen tierischer Lebensmittel durch frisches Obst und Gemüse. Von einem totalen Verzicht ist nicht die Rede, denn das Ziel ist immer noch eine ausgeglichene Ernährung. Allerdings muss der

Ernährungsplan vermehrt mit basischen Lebensmitteln gefüllt sein, damit der Körper so schneller die sauren Stoffe aus dem System entfernen kann.

Einen weiteren Schritt kannst du machen, indem du zusätzlich zu einer basenreichen Ernährung das Intervallfasten einführst. Mit Intervallfasten kannst du deinem Körper helfen, sich selbst zu heilen. Fasten scheint sich extrem anzuhören, tatsächlich ist es aber eine Gewöhnungssache. Zudem unterscheidet man beim Intervallfasten auch zwischen verschiedenen Formen. Du kannst selbst wählen, wie viele Stunden du täglich fasten möchtest, und dich so langsam an diese Ernährungsweise gewöhnen.

Eine tolle Form des Intervallfastens ist 16:8. Hier fastest du 16 Stunden und isst 8 Stunden. Du kannst also beispielsweise das Abendessen ausfallen lassen und zwischen 8 und 16 Uhr Mahlzeiten zu dir nehmen oder einfach das Frühstück ausfallen lassen und zwischen 12 und 20 Uhr Mahlzeiten zu dir nehmen. In den Ruhephasen, also in dem Zeitraum ohne Mahlzeiten, hat dein Körper die Möglichkeit, in Ruhe saure Stoffe auszuscheiden. Die Essenszeiten sind bei 16:8 mit 8 Stunden auch großzügig genug, um sich ausgewogen und gesund mit vielen basenbildenden Lebensmitteln zu ernähren.

Weiterhin kannst du mit Nahrungsergänzungsmitteln mehr Basen zu dir nehmen. In der heutigen Zeit ist es für den Körper schwieriger, Nährstoffe aus der Nahrung zu extrahieren und auch effektiv zu verarbeiten. Besonders bei gespritztem Gemüse, das im Supermarkt meistens angeboten wird, und auch bei Lebensmitteln, die stark verarbeitet sind, fällt es dem Körper schwer. Ein stressiger Lebensstil verhindert ebenfalls die effektive Nährstoffaufnahme. Oft sind die Nährstoffspeicher dann leer und es fehlt dem Körper an wichtigen Vitaminen. Eine Möglichkeit, den Körper zu unterstützen, wäre die Aufnahme zusätzlicher Nahrungsergänzungsmittel. Gute Nahrungsergänzungsmittel bekommst du in Apotheken, in gut sortierten Drogerien, teilweise auch in Supermärkten. Wichtig zu beachten ist, dass Nahrungsergänzungsmittel tatsächlich auch nur zum Ergänzen geeignet sind. Eine ausgewogene Ernährung ist unerlässlich und soll lediglich mit Nahrungsergänzungsmitteln ergänzt und nicht ersetzt werden.

KRANKHEITEN DURCH ENTSÄUERUNG LINDERN UND HEILEN

Viele Krankheiten lassen sich auf eine Übersäuerung zurückführen. Beim Säureabbau kann es zu Schäden an der Niere kommen, wenn die Niere durch den Versuch, den Körper zu entsäuern, überbelastet wird. Kalzium wird beim Entsäuern durch das körpereigene Entsäuerungssystem aus den Knochen extrahiert, wodurch es zu schwachen Knochen und der Krankheit Osteoporose kommen kann.

Auch das Einlagern von Säuren führt zu körperlichen Schäden. Bei der Einlagerung von Säuren klagen Betroffene oft über Rückenschmerzen oder Gliederschmerzen. Diese Krankheiten kann man durch eine gezielte Entsäuerung tatsächlich lindern bzw. sogar heilen.

Es wurde festgestellt, dass eine dreiwöchige Ernährungsumstellung bereits zu den gewünschten Ergebnissen führt. Bei der Ernährungsumstellung werden gezielt basenbildende Lebensmittel verzehrt. Nach der Ernährungsumstellung konnte tatsächlich festgestellt werden, dass Betroffene weniger Schmerzen wie Rückenschmerzen,

Gliederschmerzen oder Kopfschmerzen verspüren. Dies zeigt sich auch im Schlafrhythmus: Nach drei Wochen konnten bessere Schlafzyklen verzeichnet werden. Allgemein fühlten sich die Leute ausgeschlafener und fitter.

Eine Ernährungsumstellung wirkt sich ebenso positiv auf das Herzsystem aus. Betroffene verzeichneten weniger oft Herzrasen und konnten einen niedrigeren Blutdruck messen. Auch die Psyche profitiert von einer basischen Ernährung: Weniger Stress und bessere Laune können ebenfalls vermerkt werden.

Eine stärkere Maßnahme wäre eine Teilnahme an einer Säuren-Basen-Therapie. Bei solch einer Therapie werden dem Erkrankten Basentabletten und Baseninfusionen gegeben. Zusätzlich zu den Tabletten und Infusionen wird der Erkrankte auf eine Änderung des Lebensstils aufmerksam gemacht, beispielsweise durch Eingliederung von Sporteinheiten in den Alltag und die Änderung der Ernährung in Verbindung mit Fastenformen. Der Körper hat bei der Therapie die Möglichkeit, die schädlichen Säuren loszuwerden und sich so endlich zu heilen.

ABNEHMEN MIT DER BASISCHEN ERNÄHRUNG?

Grundsätzlich umfasst eine basenüberschüssige Ernährung sehr nährstoff- und vitalstoffreiche Lebensmittel, die dabei noch wenig Kalorien haben. Auf dem Speiseplan stehen nämlich hauptsächlich Gemüse, Obst und gesunde Öle. Kalorienlastige und fettige Speisen wie Pommes, Pizza und Chickenwings werden gar nicht konsumiert. Bei der basenreichen Ernährung wird auch auf die Zubereitungsform geachtet, das heißt, dass alle Lebensmittel meistens roh verzehrt, gedünstet oder gebacken werden. Der Verzicht auf Zucker und damit die Möglichkeit, zwischendurch Schokolade zu naschen, hilft auch dabei, schnell und gesund abzunehmen. Durch die gesunde Ernährung werden ganz von selbst die unliebsamen überflüssigen Fettpolster schmelzen!

Im Status der Übersäuerung legt sich dein Körper Fettgewebe an, um die Organe vor der Säure zu schützen, oder auch, um neutralisierte Säuren für ein späteres Ausscheiden zwischenzulagern. Mutet man jetzt dem sowieso gestressten Organismus noch eine Diät zu, bei der man sich einschränkt, hungert oder gar einseitig ernährt, denkt doch der Körper nicht im Traum daran, das Fett, das so wertvoll die Organe schützt, abzubauen. Ein Teufelskreis beginnt.

Wenn man dem Körper jetzt aber gute und vollwertige Nahrung bietet, die auch noch den Effekt hat, die eingelagerten Säuren zu neutralisieren und auszuscheiden, wird er nicht mehr hartnäckig an den Fettpolstern festhalten, sondern sie schnellstmöglich abbauen.

Trotz allem sollte man sich bewusst machen, dass eine Abnahme immer mit einem Kaloriendefizit einhergeht – es geht also nicht nur darum, das Richtige zu essen, sondern auch Maß zu halten. Zu viel von nichts ist gut für deinen Körper. Um abzunehmen, solltest du auf deinen persönlichen Grundumsatz achten. Deinen persönlichen Grundumsatz kannst du im Internet mithilfe von Rechnern berechnen lassen. Von diesem Grundumsatz ziehst du ganz einfach 500 Kalorien ab. Wenn du also einen Grundumsatz von 2000 Kalorien hast, wirst du abnehmen, wenn du täglich 1500 Kalorien zu dir nimmst. Du hast also ein tägliches Kaloriendefizit von 500 Kalorien. Achte auf jeden Fall auch darauf, nicht zu wenig zu essen!

Wer weit unter dem Grundumsatz liegt, riskiert eine Mangelernährung. Auch der gefürchtete Jo-Jo-Effekt kann auftreten! Wenn du wenig isst, kommt es auch zu Gärungsprozessen in der Verdauung. Eine Folge wäre wieder eine Übersäuerung, die es doch zu verhindern gilt.

Merke: Auch, wenn du mit der basischen Ernährung gut abnehmen kannst, solltest du trotzdem genug essen und auf eine gesunde und abwechslungsreiche Ernährung achten. Schnelle Erfolge zu verzeichnen, sollte nicht das Ziel einer basischen Ernährung sein. Probiere dich daher ruhig durch die Lebensmittelliste in Kapitel 6.3 und erstelle einen abwechslungsreichen Ernährungsplan mit frischen und gesunden Lebensmitteln.

Auch eine rein basische Ernährung sollte nicht das Ziel sein, denn Abwechslung und Balance sind immens wichtig. Sobald wir uns etwas verbieten, wollen wir es umso mehr. Eine langfristige Ernährungsumstellung von 80 % basenüberschüssiger Kost in Kombination mit Bewegung und Sport wird uns Schritt für Schritt zu unserem Traumkörper verhelfen.

Nachts ist der Körper beschäftigt mit Entgiften und Entschlacken. Nach dem Aufwachen befinden sich im Körper noch Stoffwechselrückstände, die der Körper noch loswerden muss. Um den Körper nicht mit säurebildenden Lebensmitteln zu stören, solltest du die erste Mahlzeit des Tages zu 100 % basisch gestalten. Im Idealfall ist die erste Mahlzeit voll mit wichtigen Mineralstoffen und Vitaminen und hat einen hohen Wassergehalt. Hervorragend eignet sich dafür ein frischer grüner Saft, den du ganz einfach aus grünem Gemüse herstellen kannst. Für grüne Smoothies eignen sich Avocados, Spinat und Äpfel. Auch frische Früchte lassen dich gesund in den Tag starten. Wenn du möchtest, kannst du dazu noch einen ungesüßten Mandeljoghurt löffeln.

Idealerweise kannst du zusätzlich zur basischen Ernährung auch Intervallfasten ausprobieren. Ein tolles Modell ist 16:8. Hier fastest du 16 Stunden lang und isst in einem Zeitraum von 8 Stunden. Eine Mahlzeit entfällt also. Du kannst aber in dem Essenszeitraum eine kleinere Zwischenmahlzeit einbauen. Der Körper hat in der Fastenzeit die Möglichkeit, den Säure-Basen-Haushalt zu regulieren und bekommt während des Essenszeitraums gesunde, basische Lebensmittel, die die Entsäuerung auch noch beschleunigen. Begeisterte Anhänger des Intervallfastens berichten von tollen Abnehmerfolgen, einem besseren Körpergefühl und besserem Schlaf.

Intervallfasten kombiniert mit basischer Ernährung ist auch super, wenn man schlechte Angewohnheiten hat und sehr gern sehr viele Snacks konsumiert. Snacks in der basischen Ernährung können sehr viele Kalorien haben. Wenn man nicht aufpasst, hat man im Nu eine viel zu große Packung an Nüssen konsumiert und viel zu viele Kalorien zu sich genommen. Mit Intervallfasten verringert sich der Essenszeitraum und man könnte beispielsweise nachts vor dem Fernseher nichts mehr essen.

Gute und schlechte Lebensmittel nach der basischen Ernährung

WIE WIRKEN SAURE UND BASISCHE LEBENSMITTEL

Der pH-Wert eines Lebensmittels sagt zuerst einmal nichts über dessen Verstoffwechselung in deinem Körper aus. Nehmen wir einmal die Zitrone als Beispiel: Als sehr saures Lebensmittel wird es im Körper äußerst basisch verstoffwechselt. Milch mit ihrem milden

Geschmack im Gegenteil wird zu Säure abgebaut, was vor allen Dingen an den tierischen Proteinen liegt.

Eine genauere Aussage über die Säurelast eines Lebensmittels liefert der PRAL-Wert (Potential Renal Acid Load) was so viel bedeutet wie: die potenzielle Säurelast für die Nieren. Dieser Wert ist der Maßstab dafür, wie viele Säuren mit dem Urin ausgeschieden werden müssen, um den Säure-Basen-Haushalt im Gleichgewicht zu halten.

Eine Hilfe gibt dir dabei die Lebensmittelliste in Kapitel 6.3. Hier findest du sowohl eine Übersicht über basenbildende Lebensmittel als auch eine Unterteilung von guten und schlechten Säurebildnern. Diese Liste soll dir beim Wocheneinkauf und beim Kochen helfen, damit du dich stets ausgewogen ernähren kannst und keine Gefahr läufst, zu übersäuern.

Du solltest dir immer wieder die Frage stellen: Ist dieses Lebensmittel basisch UND gesund? Generell gibt es einige Punkte, die man beachten muss, um ein Lebensmittel als basenbildend und gesund zu qualifizieren. Wichtig ist, dass das Lebensmittel reich an Basen sein sollte und eine

Vielzahl an Spurenelementen und Mineralien enthält. Bei den Mineralien unterscheidet man zwischen basischen und sauren Mineralien. Du kannst dir für jedes Lebensmittel die Zusammensetzung im Internet recherchieren. Achte dabei darauf, dass folgende Mineralien vorkommen: Natrium, Kalium, Eisen, Kalzium, Magnesium. Saure Mineralien wie Schwefel, Fluor, Jod, Phosphor, Silizium und Chlor sollten dagegen nicht oder nur wenig enthalten sein.

Außerdem sollen die Lebensmittel wenige Aminosäuren haben. Aminosäuren sind zwar wichtig, sollen aber nicht in Massen konsumiert werden. Achte auf folgende Aminosäuren: Isoleuzin, Methionin, Tryptophan, Phenylalanin, Valin, Leuzin, Lysin und Threonin.

Pluspunkte erhält das Lebensmittel, wenn es Stoffe enthält, die eine körpereigene Basenbildung beschleunigen. Dies sind beispielsweise Bitterstoffe, die in einigen Gemüsesorten enthalten sind.

Deine Organe kannst du stärken und bei der Entsäuerung unterstützen, indem du Lebensmittel konsumierst, die tolle Nährstoffe haben wie beispielsweise Vitamine und Antioxidantien.

Dadurch kannst du dein körpereigenes Entsäuerungssystem auch deutlich entlasten. Eine weitere Hilfe für deinen Körper ist es, Lebensmittel zu konsumieren, die einen hohen Wassergehalt haben. Der Körper benötigt Wasser für die Entsäuerung. Durch den Konsum wasserhaltiger Lebensmittel unterstützt du deine Nieren bei der Ausscheidung von Säuren.

Statt entzündungshemmende Medikamente zu dir zu nehmen, kannst du dich in der Natur bedienen. Viele Lebensmittel sind entzündungshemmend und verhindern durch den Konsum die Säurebildung aufgrund von Entzündungsprozessen.

Lebensmittel, die die Darmflora unterstützen, unterstützen auch bei der Entsäuerung, denn das Verdauungssystem spielt eine große Rolle beim Entsäuerungsprozess.

Hier kurz zusammengefasst eine Liste mit Aspekten, die die „guten" Lebensmittel erfüllen sollten:

• Ist das Lebensmittel basenreich?
• Enthält das Lebensmittel eine Vielzahl an Spurenelementen und basischen Mineralien?
• Ist das Lebensmittel arm an Aminosäuren?

• Hat das Lebensmittel Bitterstoffe oder andere Stoffe, die die eigene Basenbildung im Körper ankurbeln?

• Verhindert das Lebensmittel Schlackeneinlagerung?

• Hat das Lebensmittel gesundheitsfördernde und vitalisierende Inhaltsstoffe, die die Organe stärken und entlasten?

• Hat das Lebensmittel einen hohen Wassergehalt, damit das Ausscheiden der Säuren über die Nieren begünstigt wird?

• Hat das Lebensmittel eine entzündungshemmende Wirkung, um die körpereigene Säurebildung zu vermeiden?

GUTE, SCHLECHTE SÄUREN?

Wie du inzwischen bereits weißt, entstehen Säuren bei der Verstoffwechselung bestimmter Lebensmittel. Du solltest möglichst darauf achten, ein Gleichgewicht von 80/20 einzuhalten: Das bedeutet, deine tägliche Ernährung sollte zu 80 % aus basenbildenden und nur zu 20 % aus säurebildenden Lebensmitteln bestehen. In der Realität ist das aber oft umgekehrt der Fall.

Neben den basischen Lebensmitteln gibt es aber auch diejenigen, die gute Säuren bilden. Solche guten Säurebildner können ebenfalls deinen Speiseplan ergänzen. Man kann hier ebenfalls 20 bis 30 % des täglichen Verzehrs ansetzen. Zu den Lebensmitteln, die gute Säuren bilden, zählen Hülsenfrüchte, wie Kichererbsen, Linsen, Bohnen, Erbsen und Soja. Getreide und Getreideprodukte wie Bulgur, Couscous, Haferflocken, Dinkel, Gerste, Mais und Roggen und Pseudogetreide wie Amarant, Quinoa und Buchweizen bilden auch gute Säuren im menschlichen Körper. Tofu, Tempeh und Miso gehören auch dazu. Diese Liste kann noch durch Nüsse und Samen wie Kürbiskerne, Mandeln, Walnüsse, Sonnenblumenkerne, Macadamianüsse, Paranüsse, Erdmandelflocken, Sesam, Mohn, Leinsamen und Hanfsamen ergänzt werden. Diese guten Säuren werden beispielsweise für den Magen benötigt. Gänzlich auf Säuren zu verzichten, ist also ein falscher Ansatz.

Dann gibt es da noch die Lebensmittel, die im menschlichen Körper schlechte Säuren bilden, und die du, wenn möglich, meiden oder nur in

Maßen genießen solltest. Dazu gehören raffinierter Zucker, Alkohol, verarbeitete Wurst und Fast Food sowie gezuckerte Softdrinks, Essig, Milch, Kaffee, Backwaren aus Weißmehl, Produkte, die Gluten enthalten, Essen, das in irgendeiner Form konserviert wurde, Margarine, Butter, Sahne, Honig, Eier und Fleisch aus konventioneller Landwirtschaft und Fisch und Meeresfrüchte aus konventioneller Haltung. Auch von Nikotin solltest du dich fernhalten.

Aber keine Angst vor dem Essen! Solange du dich größtenteils basisch ernährst und auf gesunde und frische Lebensmittel achtest, ist es überhaupt kein Problem, auch mal etwas Alkoholisches zu trinken oder sich etwas Süßes zu gönnen. Wichtig sind auch hier Maß und Ziel und vor allem: Balance!

Ziel ist es vor allem, den Körper nicht unnötig durch den übermäßigen Verzehr säurebildender Lebensmittel zu belasten. Nur so kannst du dich wohlfühlen und dein körpereigenes Entsäuerungssystem unterstützen.

LEBENSMITTELLISTE

Basenbildendes Obst

- Erdbeeren
- Ananas
- Avocado
- Aprikosen
- Bananen
- Äpfel
- Birnen
- Datteln
- Clementinen
- Heidelbeeren
- Feigen
- Grapefruits
- Himbeeren
- Honigmelonen
- Pflaumen
- Nektarinen
- Johannisbeeren (rot, weiß, schwarz)
- Kirschen (sauer, süß)
- Mandarinen
- Kiwis
- Pfirsiche
- Limetten
- Mangos
- Mirabellen
- Oliven (grün, schwarz)
- Orangen
- Pampelmusen
- Papayas
- Preiselbeeren
- Wassermelonen
- Tomaten
- Quitten
- Reineclauden
- Zwetschgen
- Sternfrüchte
- Trockenfrüchte
- Stachelbeeren
- Weintrauben (weiß, rot)

- Zitronen

Basenbildendes Gemüse

- Okraschoten
- Artischocken
- Algen (Nori, Wakame, Hijiki, Chlorella, Spirulina)
- Frühlingszwiebeln
- Paprika
- Bohnen, grün
- Pastinaken
- Bleichsellerie (Staudensellerie)
- Auberginen
- Blumenkohl
- Radieschen
- Rettich (weiß, schwarz)
- Rote Bete
- Petersilienwurzel
- Brokkoli
- Romanesco
- Erbsen
- Rotkohl
- Fenchel
- Spinat
- Rosenkohl
- Schalotten
- Chinakohl
- Schwarzwurzel
- Süßkartoffeln
- Grünkohl
- Mangold
- Spargel
- Gurken
- Karotten
- Zwiebeln
- Spitzkohl
- Wirsing
- Kartoffeln
- Knoblauch
- Kohlrabi

- Weißkohl
- Lauch (Porree)
- Kürbis
- Zucchini

Basenbildende Pilze

- Champignon
- Shiitake
- Pfifferlinge
- Steinpilze
- Austernpilze
- Trüffelpilz
- Morcheln/Mu-Err-Pilze

Basische Sprossen und Keime

- Rettich-Sprossen
- Bockshornklee-Sprossen
- Radieschen-Sprossen
- Braunhirse-Sprossen
- Gerstenkeimlinge
- Brokkoli-Sprossen
- Mungobohnen-Sprossen
- Roggenkeimlinge
- Dinkelkeimlinge
- Rotkohl-Sprossen
- Rucola-Sprossen
- Sonnenblumen-kern-Sprossen
- Hirse-Sprossen
- Weizenkeimlinge
- Leinsamen-Sprossen
- Senf-Sprossen
- Linsen-Sprossen

Basische Kräuter, Gewürze und Salate

- Bataviasalat
- Löwenzahn

- Majoran
- Lollo-Salate
- Bohnenkraut
- Borretsch
- Brunnenkresse
- Basilikum
- Meerrettich
- Brennnessel
- Melde
- Chinakohl
- Melisse
- Muskatnuss
- Nelken
- Chicorée
- Chilischoten
- Oregano
- Petersilie
- Eichblattsalat
- Dill
- Pfeffer
- Feldsalat
- Eisbergsalat
- Pfefferminze

- Endivien
- Piment
- Rosmarin
- Gartenkresse
- Fenchelsamen
- Rucola (Rauke)
- Friséesalat
- Safran
- Kerbel
- Salbei
- Ingwer
- Sauerampfer
- Schnittlauch
- Kardamom
- Schwarzkümmel
- Kapern
- Koriander
- Thymian
- Liebstöckel
- Kopfsalat
- Vanille
- Kresse

- Wildpflan-zen/Wildkräuter
- Zitronenmelisse
- Sellerieblätter
- Kreuzkümmel
- Ysop
- Kümmel
- Zimt
- Kurkuma (Gelb-wurz)
- Lattich
- Zuckerhut

Basisches Süßungsmittel

- Xylit
- Erythrit
- Stevia

Basisches Eiweiß

- Lupinenmehl

Basische Nüsse und Samen

- Mandeln
- Esskastanien
- Erdmandeln

Basische Getränke

- Smoothies
- Kräutertees
- Wasser
- Zitronenwasser

Gute Säurebildner

- Hirse
- Vollkornreis (brauner Reis)
- Hafer und Haferflocken (Bio)
- Bio-Getreide (Dinkel, Kamut, Gerste)
- Hülsenfrüchte (Kernbohnen, Linsen, Kichererbsen, Erbsen)
- Kakaopulver
- Mais (Polenta, Mais-Pasta)
- selbst gemachte Schokolade
- Nüsse (Walnüsse, Haselnüsse, Macadamianüsse, Paranüsse, Cashewkerne, Kokosnuss)
- Ölsaaten (Leinsaat, Sesam, Hanfsaat, Sonnenblumenkerne, Kürbiskerne, Mohn, Chiasamen)
- Getreideprodukte (Bulgur, Couscous, Dinkel)
- Tierische Produkte (Bio)
- Pflanzliche Proteinpulver (Hanfprotein, Reisprotein, Erbsenprotein)
- Pseudogetreide (Quinoa, Amarant, Buchweizen)
- Tofu (Bio)
- Sojaprodukte (Bio)
- Trinkschokolade (selbst gemacht)
- Lupinenkaffee
- pflanzliche Drinks (Reisdrink, Haferdrink, Sojadrink)

- Grüntee
- Matcha

Schlechte Säurebildner (tierisch)

- Eier aus konventioneller Landwirtschaft
- Fisch und Meeresfrüchte aus konventioneller Aquakultur
- Fleisch aus konventioneller Landwirtschaft
- Fleischbrühe
- Wurstwaren
- Schinken
- Milchprodukte (Quark, Joghurt, Kefir, Molke, Käse)
- Ausnahmen des zwar tierischen Ursprungs sind, aber als neutral eingestuft werden: Butter, Ghee und Sahne (Bio!)

Schlechte Säurebildner (pflanzlich)

- Fertigprodukte
- Essig
- Senf
- Getreideprodukte aus Auszugsmehlen (Brot, Brötchen, Laugengebäck, Kuchen, Gebäck, Nudeln)
- Ketchup
- Glutenhaltige Produkte
- Sojaprodukte
- Sauerkonserven
- Speiseeis
- Zucker
- Süßungsmittel

Schlechte Säurebildner – Getränke

- Alkohol
- Milch
- koffeinhaltige Getränke
- Fertiggetränke
- Mineralwasser
- Kaffee
- Tee

BESONDERS GUT GEEIGNETE LEBENSMITTEL

Nicht alle basischen Lebensmittel sind auch gesund, deshalb hier noch einmal eine kurze Übersicht der basischen UND gesunden Lebensmittel:

Obst und Gemüse sollten den größten Teil deines Ernährungsalltags ausmachen. Du solltest fünf Portionen am Tag einplanen. Blumenkohl, Grünkohl, Karotten, Kartoffeln, Sellerie, Fenchel, Spinat, Gurken, Johannisbeeren, Aprikosen, Birnen, Feigen und Kiwi sind nachweislich besonders gut geeignet.

Auch Salate, Sprossen, Kräuter und Pilze sind ebenfalls sehr gut geeignet und sollten auf jeden Fall in deinem Speiseplan vorkommen.

Dein Körper braucht auch Fette, hier sollte man auf ein gesundes Maß und hohe Qualität achten. Mandeln, Kokosnüsse, Kastanien, Olivenöl, Rapsöl, Lein- und Hanföl eignen sich gut dafür. Fette kannst du benutzen, um Salate anzumachen. Bei einer basischen Ernährung solltest du auf Frittiertes aber verzichten! Öl sollte also nicht verwendet werden, um etwas zu frittieren.

Auch Pseudogetreide wie Quinoa, Hirse und Buchweizen sind im Rahmen der basischen Ernährung gut für den täglichen Verzehr geeignet. Aus Pseudogetreide kannst du auch ganz leicht vegetarische Burger herstellen. Der nussige Geschmack und der hohe Proteingehalt eignen sich super, um Fleisch zu ersetzen.

BESONDERS SCHLECHT GEEIGNETE LEBENSMITTEL

Meiden oder zumindest auf ein Minimum reduzieren solltest du dagegen alle Lebensmittel, die stark verarbeitet und mit Zusatzstoffen versetzt sind. Am besten sämtliche Fertigprodukte und Produkte, denen künstlich Zucker zugefügt wurde, komplett aus dem Speiseplan streichen. Frische Lebensmittel sind gesünder und können meistens auch problemlos eingefroren werden, wenn du Angst hast, dass diese verderben können.

Weizen und weizenhaltige Produkte sind auch eher wenig für die basische Ernährung geeignet, da sie zu einer hohen Säurelast im Körper führen. Stattdessen solltest du zu Quinoa oder Hirse greifen.

Besonders aufpassen solltest du allerdings bei sämtlichen tierischen Produkten wie Fleisch, Fisch, Milchprodukten und Eiern.

Ausnahmen sind zwar erlaubt, sollten aber genau das bleiben: Ausnahmen. Und wenn du partout nicht auf dein Steak und dein Käse verzichten kannst, solltest du auf jeden Fall darauf achten, auf Bio-Qualität zurückzugreifen und die Portionen kleiner zu gestalten.

Als allgemeine Faustregel kannst du dir aber merken: Je länger die Zutatenliste eines Nahrungsmittels, desto wahrscheinlicher ist es, dass es in deinem Körper sauer verstoffwechselt wird.

Einsteiger-freundliche Anleitung für die Ernährungs-umstellung

DARAUF SOLLTE MAN SICH EIN-STELLEN

Eine Ernährungsumstellung ist nicht immer leicht und gelingt auch nicht immer von heute auf morgen. Es ist mehr ein langsamer und stetiger Prozess. Wichtig ist, dass du dir nicht zu strenge Regeln auferlegt, denn das würde nur zu Frust führen, was letztlich ein Scheitern nach sich zieht. Lieber klein anfangen und langsam Dinge ändern, um schließlich dahinzukommen, wo du gern sein möchtest. Du solltest dir die 80/20-Methode zu Gemüte führen, damit tust du deinem Körper auf jeden Fall etwas Gutes, kannst aber Heißhunger vermeiden, weil du dir selbst keinen Zwang auferlegst und du dir nicht aktiv etwas verbietest.

Du brauchst für die basische Ernährung keinen strengen Ernährungsplan, solltest dir aber im Voraus ein paar Gedanken über deine neue Lebensweise machen und einige Vorbereitungen treffen.

Du kannst dich auch mit dem Gedanken anfreunden, die Gerichte für mittags bereits am Abend zuvor zu kochen – so sparst du Zeit und musst dir nicht erst, wenn es so weit ist und der Hunger bereits an dir nagt, noch überlegen, was jetzt am besten für deinen Körper wäre. Denn wie so oft, wenn man hungrig ist und vielleicht auch nur eine kurze Mittagspause hat, man isst einfach irgendetwas Schnelles vom Bäcker oder geht mit den Kollegen zum Italiener und tut sich damit doch keinen Gefallen.

Als Snack für zwischendurch solltest du immer Obst oder ein paar Nüsse bereithalten.

Auch, was deine Trinkgewohnheiten angeht, sollte ein gewisses Umdenken stattfinden. Solltest du es nicht bereits so handhaben, solltest du spätestens jetzt auf stilles Wasser umsteigen, denn Wasser mit Kohlensäure enthält, wie der Name schon sagt, Säure und schadet deinem Körper eher, als dass es ihm guttut. Du darfst gern Kaffee trinken und dir ab und an auch ein Glas Wein oder ein Feierabendbier gönnen, aber auch mit dem Alkohol solltest du mäßig umgehen.

Es gibt einige Regeln, auf die du achten solltest:
1. Bei Rohkost aufpassen: Als Rohkost wird die rohe und natürliche Form von Gemüse bezeichnet. Es ist voll mit Spurenelementen, Mineralstoffen und Vitaminen und eignet sich wunderbar für einen Zwischensnack. Allerdings muss deine Verdauung ziemliche Leistungen erbringen, um das rohe Gemüse zu verarbeiten. So kann es manchmal zu Blähungen kommen. Also versuche, dich nicht ausschließlich von Rohkost zu ernähren.

Helfen kann es auch, wenn du das rohe Gemüse bis zum Nachmittag verzehrst. Dein Magen hat dann vor dem Schlafengehen noch genug Zeit zum Verdauen.

2. Obst: Auch bei Obst solltest du etwas auf die Uhrzeit achten und deinem Körper die Arbeit erleichtern. Versuche, 8 Stunden vor dem Schlafen gehen keine Früchte mehr zu essen. Obst kann zu Gärungen im Darm und zu Magenschmerzen und Blähungen führen. Du solltest auch immer reifes Obst bevorzugen, denn nur reifes Obst wird im Körper basisch verstoffwechselt. Außerdem führt unreifes Obst zu Bauchschmerzen und Blähungen.

3. Achte auf die Uhrzeit deiner letzten Mahlzeit: Versuche, generell nach 18 Uhr nichts mehr zu dir zu nehmen. Je später du isst, desto länger ist dein Magen mit der Nahrung beschäftigt, was sich auf dein allgemeines Wohlbefinden und deinen Schlaf auswirken kann.

4. Immer mit der Ruhe: Lasse dir beim Essen Zeit und kaue jeden Bissen gut! Zum einen wirst du schneller satt und zum anderen nimmst du deinem Magen Arbeit ab, indem du dein Essen gut vorkaust und zerkleinerst. Wenn dir das schwerfällt, kannst du versuchen, kleinere Portionen zu

kochen – damit neigt man nicht so sehr zum Schlingen, um noch mehr von der Portion essen zu können.

5. Wasser: Achte immer darauf, ausreichend zu trinken! Gerade, wenn dein Körper gegen die Säuren ankämpfen muss, solltest du mindestens 2,5 bis 3 Liter Wasser trinken. Das Wasser sollte nach Möglichkeit still sein. Auch Kräutertee ist gut geeignet, aber bitte ohne Zucker! Andere Getränke, wie auch Kaffee und Alkohol, solltest du nach Möglichkeit einschränken. Die Flüssigkeit spült Giftstoffe aus dem Körper und kann auch das Hungergefühl vor einer Mahlzeit etwas dämpfen.

6. Achte auf Gewürze: Halte dich möglichst zurück mit dem Würzen deiner Speisen. Gewürze und Geschmacksverstärker können das Sättigungsgefühl beeinträchtigen und gegebenenfalls die Säurelast der kompletten Speise ins Negative ändern. Auch Salz solltest du nur gemäßigt benutzen.

7. Iss, was du magst: Zwinge dir keine Speisen auf, die du im Grunde nicht essen möchtest. Du kannst beinahe alles mit etwas anderem ersetzen. Auch bei einer Ernährungsumstellung sollen der

persönliche Geschmack und der Genuss im Vordergrund stehen.

8. Gemüse vor Obst: Wir alle kennen den Spruch: Fünf Portionen Obst und Gemüse am Tag. Das hat auch seine Richtigkeit – achte aber darauf, mehr Gemüse als Obst zu essen. Generell sollte der Obstanteil deiner täglichen Nahrung die 20 % nicht überschreiten. Außerdem enthält Obst sehr viel mehr Zucker als Gemüse und beginnt im Verdauungstrakt schneller mit der Gärung. In Kombination mit anderen Lebensmitteln kann das manchmal zu Verdauungsproblemen führen. Am besten ist es, Obst morgens zu essen und mittags und abends eher auf Gemüse zurückzugreifen.

EINE BEISPIELARBEITSWOCHE

Eine Woche mit basischer Ernährung ist ein guter Start in die Umstellung und recht leicht zu bewerkstelligen. Du wirst bereits nach dieser Woche bemerken, wie dankbar dein Körper die neue Lebensweise annimmt und wahrscheinlich wirst du dabeibleiben wollen.

Als ersten Punkt deiner basischen Woche solltest du dir Gedanken machen, was du essen möchtest. Mache dir am besten einen Einkaufszettel! Darauf sollten Obst und Gemüse stehen. Geeignet sind Obstsorten wie Bananen, Aprikosen, Rosinen, Kirschen, Kiwis, Weintrauben, Avocados, Johannisbeeren, Zitronen, Birnen, Äpfel und Ananas. Weintrauben kannst du auch einfrieren und als Snack essen, dann schmecken sie wie Bonbons! Als Gemüse eignen sich alle grünen Gemüsesorten sowie Kohlrabi, Karotten, Sellerie und Zucchini. Kartoffeln sind ebenfalls sehr gut für die basische Ernährung geeignet. Mache dir an dieser Stelle bitte keine Gedanken um die Kohlenhydrate – genau das brauchen dein Körper und dein Gehirn nämlich, um gut und richtig funktionieren zu können. Außerdem werden sie dich lange sättigen. Kräuter sollten frisch sein und sind perfekt, um Geschmack in deine Speisen zu bringen.

Du solltest, nach Möglichkeit, in dieser Woche auf tierische Produkte verzichten. Das heißt nicht, du solltest jetzt eine vegane Lebensweise einschlagen, aber versuche, für eine Woche auf Fleisch, Geflügel, Wurst, Eier und Milchprodukte zu verzichten. Meiden solltest du in dieser Woche unbedingt Fertigprodukte und Produkte mit industriellem Zucker.

Versuche, nicht daran zu denken, worauf du verzichtest, sondern iss dich richtig satt an guten und frischen Lebensmitteln. Du wirst ein neues Lebensgefühl erfahren und eventuell sogar ein paar Pfunde verlieren! Experimentiere gern mit deinen neuen Lebensmitteln. Du kannst verschiedene Zubereitungsweisen probieren und mit verschiedenen Kräutern neue Gerichte zaubern, die du so noch nicht kennst.

Denke auch daran, genug Wasser im Haus zu haben oder frische Kräutertees. Du kannst auch Fruchtsaft trinken, aber bitte in Maßen und ohne zugesetzten Zucker. Am besten die Säfte frisch selbst pressen. Eine gute Wahl sind grüne Säfte. Entweder presst du grüne Säfte selbst (Sellerie eignet sich hervorragend dafür) oder du pürierst dir einen grünen Smoothie.

Wenn dein Einkaufszettel also steht, solltest du dir deinen Kühlschrank vornehmen und alle Lebensmittel, die sich für diese Woche nicht eignen, in eine gesonderte Schublade packen oder weggeben: an Nachbarn, Kollegen, Freunde. In deiner Basenwoche solltest du nur rein basische Lebensmittel verzehren.

Denke immer daran: Es ist nur eine Woche und nicht der Rest deines Lebens! Eine Woche kann man gut durchstehen. Diese eine Woche dient der Reinigung und Entgiftung deines Körpers, deiner Organe und deines gesamten Gewebes. Alte Laster und Gewohnheiten können nach dieser Woche abgelegt werden.

Du solltest in dieser Woche komplett auf Alkohol, Kaffee und auch Zigaretten verzichten. Wenn du viel Kaffee trinkst, kann es sein, dass dein Körper negativ auf den Koffeinentzug reagiert. Hier kannst du einmal Lupinenkaffee probieren – er kann eine gute, gesündere Alternative darstellen.

Wenn dein Körper schon stark mit Säuren belastet ist, kann es in dieser Woche zu Schwindel und Kopfschmerzen kommen – das ist ganz normal und zeigt deutlich, dass dein Körper gerade entgiftet. Die Symptome sollten sich nach den ersten Tagen geben.

Du solltest dir auch Gedanken machen, wie dein Arbeitstag in Bezug auf deine Ernährung aussieht: Hast du die Möglichkeit, dir mittags etwas zuzubereiten? Oder hast du Zeit, dir die Mahlzeiten am Abend vorzukochen und im Büro aufzuwärmen? Hast du Behälter, in denen du dein Essen geeignet verpacken kannst?

Zur Vorbereitung deiner basischen Woche kannst du auch eine Darmentleerung durchführen. Du kannst deinen Körper damit bestens für die Woche vorbereiten – dein Darm wird gereinigt und von Altlasten befreit. Neue Nährstoffe können somit viel besser aufgenommen werden.

Jetzt kannst du dich auf die Woche freuen, die vor dir liegt!

Versuche zusätzlich, auch Bewegung in deinen Alltag einzubauen. Sport bringt deinen Kreislauf in Schwung und unterstützt die Entsäuerung. Säure wird aktiv durch Schweiß und deine Atmung aus dem Körper transportiert. Wenn du dich nicht sportlich genug für ein richtiges Workout fühlst, kannst du auch einfach spazieren gehen. Eine halbe Stunde flottes Gehen wirkt schon wahre Wunder. Wenn du dein Tempo jetzt noch jedes Mal ein bisschen steigerst, wirst du schnell Fortschritte bemerken.

Rufe dir immer wieder in Erinnerung, genügend zu trinken!

Vermeide Stress, denn auch er ist ein starker Faktor für die steigende Säurelast im Körper. Esse mit Ruhe, sage etwaige stressige Termine ab. Feste Zeiten für Mahlzeiten, Spaziergänge und Schlafenszeit können deinen Alltag schon enorm entschleunigen.

Halte dir immer wieder vor Augen, wie gut du deinem Körper mit dieser Woche tust. Das ist oft die beste Motivation. Um die Woche so schön wie möglich zu gestalten, kannst du dir auch ein wohltuendes Basenbad gönnen. Auch tägliche Trockenbürstenmassagen kannst du in deine Routine packen. Du wirst merken, wie entspannt und wohl du dich fühlen wirst.

Um dir den Einstieg zu erleichtern, möchte ich dir eine Beispielwoche darlegen. Denke aber daran: Dies ist nur ein Vorschlag und kann jederzeit persönlich verändert und angepasst werden!

Vortag: Du hast eingekauft und deinen Kühlschrank auf Vordermann gebracht. Um Versuchungen zu vermeiden, hast du stressige Termine, Feiern und Partys abgesagt oder gar nicht erst angesetzt. Du hast daran gedacht, deinen Körper schon ein paar Tage vorher vom Koffein zu entwöhnen. Eventuell möchtest du dir jetzt schon das Essen für Morgenmittag zubereiten und kaltstellen. Jetzt ist Zeit für die Darmreinigung und schließlich eine frühe Schlafenszeit.

<u>Tag 1:</u> Jetzt beginnt deine Entgiftung! Direkt nach dem Aufstehen trinkst du ein großes Glas Wasser. Du kannst nach Belieben eine halbe Zitrone darin auspressen oder Ingwer hineinreiben. Verzichte auf Kaffee und trinke stattdessen lieber einen Kräutertee! Zum Frühstück isst du frisches Obst. Dann geht es auf ins Büro. Hast du daran gedacht, dein Essen für mittags einzupacken? Es könnte ein frischer Salat sein, Rohkost wie Möhren, Paprika und Gurken passen gut dazu. Ein Dressing aus Zitronensaft, hochwertigen Ölen und frischen Kräutern runden das Ganze ab. Solltest du im Lauf des Nachmittags Hunger bekommen, kannst du gern ein paar Mandeln snacken. Solltest du zu Hause sein, kannst du dir auch eine Gemüsesuppe kochen. Hast du in der Mittagspause vielleicht sogar noch Zeit für einen kleinen Spaziergang? Abends zu Hause gibt es dann hauptsächlich Gemüse – gekocht, gedämpft, gedünstet oder gebraten. Würze alles mit Kräutern und versuche, auf Salz zu verzichten. Dein Abendessen solltest du bis 18 Uhr zu dir genommen haben. Wenn du jetzt noch Lust hast, kannst du

einen ausgedehnten Spaziergang unternehmen, bevor du dich auf dem Sofa oder im Bett entspannst. Abends machst du eine Atemtechnikübung und kannst so den Tag ausklingen lassen.

Tag 2: Tag 2 sollte wie Tag 1 mit frischem Obst beginnen. Du kannst das Obst auch zu einem Smoothie mixen. Für Abwechslung kannst du ganz einfach mit einer anderen Obstsorte sorgen. Vergiss nicht, ein großes Glas Wasser zu trinken! Zu Mittag bietet sich das Abendessen vom Vortag an – bereite hier einfach eine größere Portion zu. Versuche, möglichst zur gleichen Zeit wie am Tag zuvor zu essen, das bringt Ruhe in deinen Alltag. Behalte auch deine täglichen Spaziergänge bei. Du kannst das Tempo eventuell sogar etwas steigern. Nach einem Abendessen aus frischem Salat oder einer Gemüsesuppe und deinem abendlichen Bewegungsprogramm kannst du heute ein basisches Fußbad genießen. Nutze diese Zeit bewusst zum Entschleunigen und Entspannen!

Tag 3: Morgendliches Wasser, Obst und ein vorbereitetes Mittagessen sind vielleicht schon ein bisschen zur Routine geworden. Fühlst du schon eine Veränderung? Versuche, deine Abläufe und Essenszeiten gleich zu halten, achte darauf, ausgiebig zu kauen und dich beim Essen nicht ablenken zu lassen! Auch deine Spazierrunden solltest du beibehalten. Du kannst gern einen anderen Weg nehmen, um eine bisschen Abwechslung in deine Tage zu bringen. Zum Abendessen eignen sich Kartoffeln, Gemüse und dazu vielleicht eine selbst gemachte Tomatensoße? Du solltest unbedingt darauf achten, etwas Abwechslung in deine Mahlzeiten zu bringen, um Langweile und Unmut zu vermeiden. Versuche, früh ins Bett zu gehen, damit dein Körper sich über Nacht regenerieren kann.

Tag 4: Du bist jetzt schon in der Hälfte deiner basischen Woche angekommen. Wenn du möchtest, kannst du dich heute auf die Waage stellen. Du wirst erstaunt sein! Gesundes Obst zu frühstücken und dein Mittagessen einzupacken, dürfte dir inzwischen auch schon leichter fallen. Denke immer daran, genügend Wasser zu trinken! Wasser ist in dieser Woche dein bester Freund, denn es sorgt am allermeisten für das Ausspülen der Säuren. Zeit fürs Abendessen! Du kannst hier wieder kreativ werden – worauf hast du Lust? Alles Gemüse ist erlaubt, ebenso wie Buchweizen, Linsen, Reis oder Kartoffeln. Oder vielleicht lieber einen

Salat oder eine leckere selbst gemachte Gemüse-suppe? Du kannst deinen täglichen Spaziergang auch durch ein etwas anstrengenderes Sportprogramm ersetzen. Du bist hier völlig frei in der Auswahl! Nach dem Sport kannst du dir heute ein basisches Vollbad gönnen. Du kannst hier bis zu einer Stunde entspannen und praktisch fühlen, wie die Säuren deinen Körper verlassen! Vor dem Zubettgehen kannst du noch eine Tasse leckeren Kräutertee genießen.

Tag 5: Du wirst bestimmt schon bemerkt haben, dass du besser schläfst, oder? Heute ist schon Tag 5! Super! Du bist inzwischen Profi im Obst schnippeln, Säfte pressen, Salat machen oder Gemüse auf alle erdenklichen Arten zubereiten. Du fühlst dich schneller satt, bist nicht mehr so müde tagsüber und Bewegung ist für dich inzwischen normal. Probiere heute doch einmal ein Rezept aus Kapitel 10! Du könntest ein leckeres Chili sin Carne kochen und deine Freunde zu einem leckeren Abendessen einladen. Natürlich ohne Alkohol und mit leckerem Tee.

Tag 6: Behalte deine neuen Gewohnheiten bei und denke immer daran, viel zu trinken, damit die überschüssigen Säuren über die Nieren und den

Urin ausgeschieden werden können. Regelmäßige Essenszeiten und Pausen sowie Bewegung sind schon fast normal für dich. Obst und Rohkost gibt es in deinem Ernährungsplan nur bis 14 Uhr und nach 18 Uhr entlastest du deinen Magen, damit er vor dem Schlafen schön verdauen kann. Wenn du möchtest, kannst du heute wieder ein 15-minütiges Fußbad machen, bevor du dich am Abend entspannst.

Tag 7: Heute ist schon der letzte Tag deiner basischen Woche! Du kannst dich wieder auf die Waage stellen und wirst dich freuen können! Heute ist auch der letzte Tag deiner ausschließlich basischen Ernährung. Ab morgen darfst du wieder säurebildende Lebensmittel in Maßen zu dir nehmen. Aber ich wette, du wirst viel von dieser Woche in dein alltägliches Leben übernehmen. Du könntest heute das basische Brot aus Buchweizen backen und so gut in die nächste Woche starten.

Du fühlst dich bestimmt entspannt, irgendwie leichter und bist voller Energie! Du solltest jetzt diese Art der Ernährung zu 80 % beibehalten. Du wirst auf nichts verzichten müssen, aber deinen Körper gut mit Nährstoffen und Vitaminen versorgen. Essen sollte nicht nur eine Notwendigkeit, sondern auch ein Genuss sein und der größte Genuss stellt sich ein, wenn du deinem Körper damit auch noch etwas Gutes tust. Ein gesunder Ausgleich ist das A und O. Solange die basischen Lebensmittel überwiegen, kannst du gern hin und wieder ein Stück Fleisch oder Fisch essen. Du solltest allerdings nicht jeden Tag Wurst und Käse auf Weißbrot essen und auch Milchprodukte mit Maßen genießen. Verbiete dir nichts, aber sei besonders maßvoll mit Koffein, Alkohol und Zucker.

Du kannst diese Basenwoche nach Belieben oft wiederholen. Auch basische Bäder oder Vollbäder kannst du wöchentlich beibehalten. Sport und Bewegung sollten ab jetzt zu deinem Alltag gehören.

Sollte eine Feier anstehen oder du bei einer anderen Gelegenheit einmal über die Stränge schlagen, kannst du auch einfach ein oder zwei basische Tage einlegen – das wirkt oft schon wahre Wunder!

Außer Haus auf die basische Ernährung achten

S ich außer Haus basisch zu ernähren, ist gar nicht so einfach, da man sehr vieles beachten muss und in vielen Restaurants basenbildende und säurebildende Lebensmittel vermischt werden. Für den Gast ist es schwierig, die Kontrolle über sein Essen zu behalten. Unmöglich ist dies aber nicht, sodass wir später auf Tipps und Tricks in Restaurants zu sprechen kommen.

Anfangen möchte ich dieses Kapitel mit einigen Tipps, wie man im Alltag die basische Ernährung leben kann. Wer oft von Heißhunger geplagt ist oder zwischendurch gern nascht, sollte sich stets einen Vorrat an basischen Snacks zulegen. Wenn du also weißt, dass du beispielsweise eine längere Zugfahrt hast und du normalerweise zwischendurch an den Snackautomaten einen Schokoriegel gekauft hättest, denkst du voraus und bereitest am Tag davor Snackpakete vor. Beispielsweise könntest du dein Lieblingsobst vorschneiden und in einer Tupperdose mitnehmen. Wer es ganz einfach mag, kann auch einfach eine Banane mitnehmen und sie zwischendurch essen. Alternativ kannst du kleine Portionen an basenbildenden Nüssen vorbereiten und diese mitnehmen. Diese liefern Energie und sättigen dich auch länger.

Viele Städte haben mittlerweile auch Smoothie-Bars. Hier kannst du dir grüne Säfte kaufen, die basisch sind, dir guttun und dich sättigen. Achte darauf, ob zusätzlich zum Gemüse noch zusätzliche Produkte für deinen Saft benutzt werden wie Milch. Auch getrocknetes Obst findest du mittlerweile in jedem Supermarkt. Getrocknetes Obst schmeckt lecker und versorgt dich mit viel Energie. Einige Stücke reichen aus, um deinen Heißhunger zu stillen.

Wenn du dein Mittagsessen auf der Arbeit isst, kannst du am Abend davor vorkochen. Ich koche meistens am Abend eine größere Menge, sodass ich den Rest am nächsten Tag einfach mitnehmen kann. Dies funktioniert, wenn dein Arbeitsplatz über eine Mikrowelle verfügt, die du benutzen darfst. Sollte dein Arbeitsplatz keine Mikrowelle haben, würde ich dir empfehlen, eine basenreiche Suppe zu kochen und diese in einer guten Thermoskanne zu transportieren. So hast du mittags trotzdem eine warme Mahlzeit. Wer nicht auf warme Mahlzeiten steht, kann Wraps mitnehmen. Bereite dazu einfach eine basenreiche Füllung mit viel Gemüse vor und benutze anstelle von Tortilla-Wraps einfach große Salatblätter. Befestigen kannst du diese mithilfe von Zahnstochern. Für den Extrakick kannst du deine Wraps noch mit dem Saft einer frischen Zitrone verfeinern oder du bereitest eine Guacamole aus Zwiebeln, Zitrone und natürlich Avocados zu.

Wenn dein Arbeitsplatz über eine Kantine verfügt und du gern in der Kantine essen möchtest, versuche, dir dein Essen zusammenzustellen.

Du kannst beispielsweise eine Portion gedämpftes Gemüse mit leckeren Ofenkartoffeln oder Pellkartoffeln essen. Auch Suppen findest du in der Kantine. Achte darauf, dass die Suppen basenreich sind. Zur Not kannst du einfach einen Kantinenmitarbeiter nach den Zutaten fragen. Sie helfen dir bestimmt gern weiter.

Ein letzter Tipp, bevor wir uns den Restaurantbesuchen zuwenden: Achte darauf, dass du immer genug Wasser dabei hast. Deine Wasserflasche sollte stets in Reichweite sein, damit du gar nicht auf den Gedanken kommst, dir eine Limo zu holen. Viel Flüssigkeit ist wichtig für deinen Haushalt und für die Ausscheidung schädlicher Säuren.

Wenn du gefragt wirst, welches Restaurant es zu besuchen gilt, vermeide die Antwort: „Ist mir egal!" Stattdessen recherchiere deine Optionen und wähle ein Restaurant, in dem frisch gekocht wird und viele vegetarische Speisen angeboten werden. Meistens haben vegetarische Restaurants auch viele basenreiche Optionen auf dem Speiseplan.

Wenn noch vor dem Essen Brot serviert wird, wie es beispielsweise in griechischen oder italienischen Restaurants üblich ist, widerstehe dem

Drang, danach zu greifen. Bestelle stattdessen direkt zu Beginn eine basenreiche Vorspeise wie zum Beispiel eine leckere Suppe oder einen Salat. Wenn du einen Salat bestellst, weise darauf hin, dass du das Dressing auf der Seite haben möchtest. Alternativ kannst du nach einem einfachen Dressing mit Olivenöl und Zitrone fragen. Jedes Restaurant wird Öl und Zitrone in der Küche haben.

Für die Hauptspeise kannst du dein Gericht zusammenstellen. Du kannst beispielsweise Fisch wählen, da er einfach zu verdauen ist und weniger säurebildend ist als Fleisch. Wähle dazu eine große Portion gedämpftes Gemüse und Wurzelgemüse wie Kartoffeln als Sättigungsbeilage. Wichtig ist, dass du darauf achtest, keine frittierten Gerichte zu bestellen. Besser sind gedämpfte, geröstete, gegrillte oder gebackene Lebensmittel.

Wenn dir auf dem Menü nichts zusagt, weil du beispielsweise nicht die Möglichkeit hast, das Restaurant selbst auszusuchen, kannst du dir ein Menü aus den Vorspeisen zusammenstellen. Satt wirst du mit einer leckeren basenreichen Suppe, etwas gedämpftem Gemüse und Ofenkartoffeln. Dazu passt auch noch ein Salat. Alternativ kannst du den Kellner auch nach der Zutatenliste fragen, wenn dich ein Gericht interessiert, aber du dir nicht sicher bist, ob viele Basen enthalten sind. Wenn frisch gekocht wird, ist es meistens auch kein Problem, Zutaten auszutauschen oder wegzulassen.

Bezüglich der Getränke empfehle ich Mineralwasser, gern mit einem Spritzer Zitrone. Auch grüner Tee oder heißes Wasser mit Zitrone helfen der Verdauung und lassen dich das Essen genießen, ohne dich danach schlapp zu fühlen.

Ein letzter Tipp von mir: Bevor du die Bestellung aufgibst, erstelle zwei Optionen für den Fall, dass ein Gericht ausverkauft ist und nicht mehr zubereitet werden kann. So wirst du nicht panisch und kannst im Fall der Fälle eine andere Option aussuchen.

Zusammenfassung

Allgemein bekannt ist: Seife ist basisch und die Oberfläche der Haut eher sauer – deshalb gibt es viele Haut-pH-neutrale Seifen. Allerdings weisen sämtliche Zellen deines Körpers einen pH-Wert auf. Dieser Wert ist für die Gesundheit wichtig.

Man unterscheidet zwischen einer Acidose und einer Alkalose. Die Schweregrade variieren, von einer verminderten Pufferkapazität, die Säuren auszuscheiden, bis zu einer lebensgefährlichen Veränderung des pH-Wertes im Blut.

Die biochemischen Funktionen, z. B. Verdauung, Lungen- und Nierenfunktion, die in deinem

Körper ablaufen, brauchen alle einen bestimmten pH-Wert.

Gerade im Stoffwechsel fallen tagtägliche Säuren an, die neutralisiert oder ausgeschieden werden müssen. Sie müssen also unschädlich gemacht werden, da sie sich ansonsten im Gewebe und den Gelenken ablagern und Krankheiten begünstigen.

Im gesunden Körper sind die Säuren und Basen ausgeglichen. Die Leber hat die Rolle der Ammoniakentgiftung, die Niere kümmert sich um die „festen" Säuren und die Lunge scheidet die flüchtigen Säuren aus.

Eine große Rolle im Säuren-Basen-Gleichgewicht spielt die Ernährung. Du isst, um den Hunger zu stillen und deinen Körper mit den lebenswichtigen Nährstoffen zu versorgen.

Säure produzierende Lebensmittel müssen von Natur aus keine Säuren enthalten, aber sie produzieren während des Verdauungsprozesses saure Substanzen. Eine Säureproduktion ist also natürlich und auch unvermeidbar.

Aber du hast dein Leben verändert! Du hast dich um 180 Grad gedreht und lebst jetzt viel bewusster und gesünder. Du weißt, wie Säuren und

Basen in deinem Körper wirken und wie du die jeweiligen Lebensmittel unterscheidest. Dein tägliches Brot besteht nun zum größten Teil aus Obst und Gemüse, Fertiggerichte und industrieller Zucker haben in deinem Leben keinen Platz mehr. Du lebst bewusster, kannst alle deine Gerichte selbst zubereiten.

Du bist ruhiger und viel ausgeglichener als vorher. Du schläfst besser und Bewegung gehört nun zu deinem Leben dazu.

Du allein hast einen riesengroßen Schritt in eine gesunde Zukunft getan und dich um deinen Körper gekümmert. Du kannst stolz auf dich sein!

Einige besonders beliebte Rezepte der basischen Küche

Gemüselasagne
Diese Lasagne schmeckt leicht und aromatisch. Du kannst eine große Portion vorbereiten und für deine Arbeitswoche portionsweise einfrieren!

Zutaten:

- 200 g Rote Bete
- 1 Stange Lauch
- 25 g Steinpilze, getrocknet
- 500 g Kartoffeln
- 160 g Erbsen, gefroren
- 1 Zwiebel

- Saft ½ Zitrone
- 300 ml Wasser
- Olivenöl
- Salz
- Kurkuma-Pulver
- Sesam, schwarz
- Kokosöl
- Süßlupinenmeh

Zubereitung:

1. Die getrockneten Steinpilze sollten vor Beginn der Zubereitung in kaltem Wasser eingeweicht werden, die Kartoffeln geschält, gekocht und ausgekühlt sein.

2. Der Lauch dient bei dieser Lasagne als Ersatz für die Nudelplatten. Er wird gründlich gewaschen, der Länge nach aufgeschnitten und die äußeren zwei Schichten werden entfernt.

3. Die Rote Bete wird geschält und klein gewürfelt. Dann den Zitronensaft mit 150 ml Wasser in einem Topf erhitzen und die Rote Bete darin 15 bis 20 Minuten kochen. Das Kochwasser wird dann

abgegossen und die Rote Bete mit Salz, Kurkuma und Olivenöl gewürzt.

4. Die eingeweichten Pilze werden kurz weich gekocht. Zwischenzeitlich werden die ausgekühlten Kartoffeln mit einer Gabel zerdrückt.

5. Den Kartoffelbrei jetzt mit zwei Esslöffeln von dem Steinpilzsud, den Sesamsamen, Salz und etwas Olivenöl vermischen.

6. Die Zwiebel wird geschält und in kleine Würfel geschnitten. Dann werden die Zwiebelwürfel in etwas Kokosöl angebraten. Hier werden die gefrorenen Erbsen und 150 ml Wasser dann hinzugefügt und alles kurz aufgekocht. Vier Esslöffel Süßlupinenmehl zufügen und die Mischung mit einem Zauberstab fein pürieren.

7. Jetzt sollte eine geeignete Lasagneform gewählt werden. Hier kann man auch sehr gut eine Tortenform benutzen. Jetzt wird alles in die Form geschichtet: die Hälfte der Kartoffelmasse, dann die Rote-Bete-Würfel, das Erbspüree, der Lauch, die Steinpilze und zu guter Letzt die restliche Kartoffelmasse.

8. Die Lasagne wird jetzt bei 160 °C im Backofen gebacken, bis die Oberfläche schön goldbraun ist. Das dauert circa 40 Minuten.

Gemüsespaghetti

Das Mandelmus, die Vanille und der frische Ingwer geben dem Gericht den besonderen Kick!

Zutaten:

- Olivenöl
- 2 Zucchini
- 1 Karotte
- 1 Schalotte
- 2 Frühlingszwiebeln
- 8 Tomaten
- 10 Kirschtomaten
- 2 Knoblauchzehen
- Ingwer, frisch, gerieben
- 1 EL Tomatenmark
- 300 ml Gemüsebrühe
- 2 EL Mandelmus
- Salz
- Pfeffer
- Vanille, getrocknet, gerieben
- Basilikum, frisch

Zubereitung:

1. Karotte putzen und klein schneiden, die Schalotte schälen und wie die Frühlingszwiebel würfeln. Die Knoblauchzehen ebenfalls schälen und in kleine Würfel schneiden. Tomaten waschen, das Grüne entfernen und fein säuberlich klein schneiden. Olivenöl wird einer Pfanne erhitzt und das

gesamte Gemüse darin angedünstet. Nach ein paar Minuten wird der Ingwer hinzugegeben und mitgegart.

2. Jetzt wird das Tomatenmark beigefügt, alles gut durchmischt und mit der Gemüsebrühe abgelöscht. Alles bei mittlerer Temperatur ca. 10 Minuten kochen lassen, dann wird das Mandelmus zum Abbinden zugefügt. Alles noch einmal aufkochen lassen und dann die Hitze wegnehmen.

3. Zwischenzeitlich werden die Zucchini gewaschen und mithilfe eines Spiralschneiders zu Spaghetti verarbeitet. Diese Gemüsenudeln werden dann in etwas Öl in einer Pfanne kurz angedünstet und mit Salz, Pfeffer und Vanille abgeschmeckt.

4. Die Kirschtomaten werden gewaschen und unter die Spaghetti gemischt, dann wird die Soße darüber gegeben. Vor dem Servieren wird alles noch mit frischen Basilikum-Blättern garniert.

Brokkolisuppe

Diese Suppe ist schnell gekocht. Wenn du keine Hafersahne findest, kannst du auch Pflanzenmilch benutzen. Es wird dann nicht so cremig, aber es wird trotzdem lecker schmecken!

Zutaten:

- 500 g Brokkoli
- 1 Zwiebel
- 1 Knoblauchzehe
- 150 ml Gemüse-brühe
- 100 ml Hafersahne

- 2 EL Kokosöl
- ½ TL Curry, Pulver
- Salz
- Pfeffer
- ½ Bund Petersilie, frisch

Zubereitung:

1. Der Brokkoli wird geputzt und klein geschnitten, dann werden die Stiele in Salzwasser etwa drei Minuten gekocht. Dann werden die Röschen dazu gegeben und alles für weitere 5 Minuten gekocht. Das Wasser wird abgegossen und der gekochte Brokkoli wird püriert.

2. Die Zwiebel und die Knoblauchzehe werden geschält und klein gewürfelt und dann in etwas Öl in einer Pfanne angedünstet. Jetzt mit Gemüsebrühe ablöschen, die Brokkolicreme zufügen und die Sahne unterrühren.

3. Die Suppe mit den Gewürzen abschmecken und alles aufkochen. Petersilie waschen, klein hacken und vor dem Servieren unterrühren.

Gebratener Blumenkohlreis

Der Blumenkohl wird hier als Reis benutzt. Du wirst begeistert sein, wie viel leichter und nussiger Blumenkohlreis schmeckt!

Zutaten:

- 1 Blumenkohl
- ½ Kopf Grünkohl
- 1 EL Kokosöl
- 1 Zucchini
- 1 TL Ingwerpulver
- 1 TL Kurkuma
- 1 Bund Minze
- ½ Bund Petersilie
- 1 Bund Koriander
- 1 Limette
- 4 Frühlingszwiebeln
- 1 EL Sojasoße

Zubereitung:

1. Der Blumenkohl wird geputzt, grob zerteilt und in einem Mixer auf Reiskorngröße geschreddert. Den Grünkohl waschen und klein schneiden. Die Zucchini putzen und dünn hobeln. Frühlingszwiebel schälen und in feine Ringe schneiden.
2. Die Kräuter werden abgespült, trocken geschüttelt und klein gehackt.

3. Den Blumenkohlreis in einer Pfanne mit Öl mit den Frühlingszwiebeln und dem Grünkohl sowie dem Ingwer- und Kurkumapulver anbraten.

4. Das Gemüse nur kurz anbraten, damit es noch knackig bleibt. Hitze reduzieren, die Sojasoße untermischen und kurz durchziehen lassen.

5. Auf Teller verteilen und vor dem Servieren mit Limettensaft beträufeln.

Chili sin Carne

Chili sin Carne eignet sich hervorragend für einen gemeinsamen Abend mit Freunden. Einfach zu kochen und jedem schmeckt Chili!

Zutaten:

- 1 Tomate
- 3 Knoblauchzehen
- ½ Paprika
- ½ Kürbis
- 6 getrocknete Tomaten

- ½ Zwiebel
- 2 EL Olivenöl
- 1 TL Kreuzkümmel
- 1 EL Chilipulver
- ½ TL Salz

Zubereitung:

1. Tomate, Paprika und Kürbis putzen, von den Kernen befreien und in Würfel schneiden.

2. Zwiebel und Knoblauch schälen und würfeln.

3. Alles in Öl bissfest garen und mit Salz, Chili und Kreuzkümmel würzen. Die getrockneten Tomaten klein schneiden und unter das Gemüse mischen.

4. Alles kurz garen und dann heiß servieren.

Veganer Burger-Patty mit Süßkartoffeln
Die Pattys kannst du in großen Salatblättern mit viel Gemüse genießen! Du kannst die Pattys auch mit dem basischen Buchweizenbrot essen.

Zutaten:

- 2 große Süßkartoffeln
- 60 g rote Linsen
- 1 Dose Kidneybohnen
- 2 Zwiebeln
- 30 g Maismehl
- 4 g Johannisbrotkernmehl
- 1 TL Bio-Zitronenschale

- 5 EL Öl
- 1 TL Koriander
- 1 TL Kümmel
- 1 TL Muskat
- 1 EL Paprika
- 1 TL Anis
- 1 TL Fenchel
- Salz und Pfeffer
- Etwas Thymian

<u>Zubereitung:</u>

1. Süßkartoffel dünsten, abkühlen lassen und anschließend die Haut abziehen.

2. Die Linsen circa 10 Minuten kochen und überschüssiges Wasser abgießen.

3. Die Kidneybohnen waschen und abtropfen lassen.

4. Die Zwiebeln schälen und fein würfeln.

5. Die Süßkartoffeln, die Linsen, die Mehle, die Zitronenschale und die Gewürze pürieren, bis eine stückige Masse entsteht. Nach Belieben abschmecken.

6. Aus der Masse entweder 4 große oder 8 kleine Burgerpattys formen. Die Pattys anschließend in einer heißen Pfanne mit Öl auf beiden Seiten drei Minuten lang braten.

Basisches Brot aus Buchweizen

Das Brot schmeckt lecker mit Mandelmus als Aufstrich. Auch Avocado-Scheiben mit Salz und Pfeffer passen hervorragend dazu.

Zutaten:

- 350 g Buchweizen-mehl
- 1 Packung Wein-stein-Backpulver
- 18 g Chiasamen
- 3 EL Rapsöl
- 300 ml Wasser
- 3 Karotten
- 15 g Flohsamen-schalen
- 100 g Haferflocken (darauf achten, dass diese glutenfrei sind)
- Salz

Zubereitung:

1. Chiasamen mit 7 EL Wasser verrühren und eine Viertelstunde aufquellen lassen.
2. Die Karotten fein reiben.
3. Das Mehl, das Backpulver, die Flohsamenscha-len und die Haferflocken mit etwas Salz verrüh-ren.
4. Anschließend das Wasser, die Chiasamen, das Öl und die geraspelten Karotten hinzugeben.
5. Den Teig gut kneten! Der Teig ist etwas klebrig, aber das ist normal.
6. Eine Kastenform gut einfetten und den Teig in die Kastenform geben. Mit einem Messer einritzen und anschließend für eine halbe Stunde bei 200 Grad backen.

7. Anschließend noch einmal einritzen und für weitere 40 Minuten bei 180 Grad backen.

8. Abkühlen lassen.

Das Brot reicht für 20 Scheiben.

Basische Körperpflege, ein oft vernachlässigter Faktor

Schon in der Hochkultur des heutigen Iraks vor 4500 Jahren wurde alkalische Asche aus verbranntem Holz mit Ölen vermischt und dies zu einer fettlösenden Lauge verkocht. Die Oberflächenspannung des Wassers wird durch diese Mischung herabgesetzt und man kann dadurch Schmutz besser beseitigen.

Auch die Römer, Griechen, Ägypter und Perser verwendeten Asche als Grundkomponente für ihre Körperpflege. Im Lauf der Zeit haben sich dann die Seifen immer weiterentwickelt, aber erst im 19. Jahrhundert hat sich das allgemeine Hygieneverständnis durchgesetzt. Bis in die 70er-Jahre haben die Menschen meist Kernseife benutzt, die stark basisch ist. Das Interessante: Hautkrankheiten waren in der Zeit nicht so weitverbreitet wie heute.

Die moderne Hautpflege ist mitunter vollgepackt mit bedenklichen Inhaltsstoffen, die zwar kurzfristig das Hautbild verbessern oder die Haut weicher machen können, aber langfristig unseren Organismus mit zusätzlichen Säuren anreichern.

Für den Menschen ist aber die basische Körperpflege die natürlichste Art der Körperhygiene. Sie hilft bei der Reinigung und Regenerierung und kann sogar bei größeren Hautproblemen wie Neurodermitis und Ekzemen helfen. Dadurch, dass keine säurebildenden Stoffe enthalten sind, hilft basische Kosmetik auch bei der Regulierung des Säure-Basen-Haushaltes.

Bereits für die für ihre Schönheit berüchtigte ägyptische Pharaonin Kleopatra ist ein warmes Bad mit basischer Eselsmilch der Schlüssel zur samtig weichen Haut. Jeder von uns kommt auf die Welt aus einem basischen Bad: dem Fruchtwasser. Es hat einen pH-Wert von 8 bis 8,5, bedeutet, es ist schwach basisch. Und wie wir alle wissen: Ein Baby kommt mit einer perfekten, reinen und zarten Haut zur Welt. Da liegt es nahe, dass eine basische Körperpflege gut für unsere Haut ist.

Basenbad

Für ein Bad in basischen Mineralsalzen gibt es keine bestimmte Tageszeit. Wann immer es gut in deinen Tagesablauf passt, kannst du dir ein basisches Bad gönnen. Was allerdings zu beachten ist, ist die Dauer des Bades: Es sollten mindestens 30 Minuten, besser eine Stunde sein. Die Temperatur des Badewassers ist jedem selbst überlassen, es sollte allerdings nicht zu heiß gewählt werden, um Schwankungen des Kreislaufs zu vermeiden. Als Richtwert wird eine Temperatur von 38 bis 39 °C angegeben. Wenn du möchtest, kannst du dich während des Bades mit einem Tuch oder einer weichen Bürste abreiben, auch das fördert die Ausscheidungen der Säuren. Versuche während deines Vollbades, viel stilles Wasser zu trinken, um deinen Körper optimal zu unterstützen. Nach dem Baden am besten die Haut von allein trocknen lassen und noch ca. eine halbe Stunde nachruhen. Der Entschlackungsprozess hört nach dem Baden nämlich nicht abrupt auf. Deine Haut scheidet auch noch nach dem Bad einige Säuren aus. Du brauchst nach dem Basenbad keine weiteren Lotionen oder Cremes und auch während des Bades solltest du auf Shampoo und Seife verzichten. Du kannst sogar die Säuren messen, die du während des Bades ausscheidest! Dazu einfach den pH-Wert vor und nach dem Bad messen.

Ein basisches Milieu ist Vorausetzung für den optimalen Ablauf vieler Vorgänge im Organismus. Über die Haut werden Säuren ausgeschieden. Mit einer basischer Pflege wird diese Hautfunktion unterstützt und so das Entsäuerungssystem des Organismus entlastet. Trockene Haut wird so optimal bekämpft. Basische Pflege packt das Problem also an der Wurzel, während saure Pflegeprodukte lediglich die Symptome kaschieren – die Haut verbessert sich aber tatsächlich nicht.

Für die morgendliche Dusche empfiehlt es sich, ein basisches Duschgel zu benutzen. Wenn du möchtest, kannst du auch ein basisches Peeling benutzen. Alternativ kannst du vor dem Duschen eine Trockenbürstenmassage machen, um dich zu entschlacken und zu beleben. Mittlerweile kannst du basische Pflegeprodukte in gut sortierten Drogerien finden. Solltest du keine Produkte finden, kannst du in Apotheken nachfragen oder für gut befundene Produkte im Internet ordern.

Für die weitere Pflege kannst du eine basische Handseife in Bad oder Küche benutzen. Diese kann die Haut nach dem Abspülen regenerieren und schonen. Eine basische Pflege im Nachgang ist auch sinnig, wenn du viel Sport treibst. Beim Sport werden nämlich vermehrt Säuren produziert. Durch die basischen Anwendungen werden die Säuren schnell bekämpft und ausgeschieden.

Bezüglich der Kopfhaut unterscheidet man zwischen drei verschiedenen Stoffwechseltypen. Zum einen gibt es den Strukturverzehrer, der fehlende Minerale einfach aus den Haaren zieht. Dies kann zu Spliss, sprödem und allgemein ungesundem Haar führen. Im schlimmsten Fall fallen die Haare auch einfach aus, wenn ein großer Mineralmangel vorliegt.

Dann gibt es den Ausscheider. Hier werden unerwünschte Stoffe über die Kopfhaut ausgeschieden. Betroffene klagen bei diesem Fall über Schuppen und fettige Haare. Auch Pickel und Milchschorf können vorkommen. Einige neigen auch dazu, sehr stark zu schwitzen.

Der dritte Typ ist der Ablagerer. Das Haarwachstum wird durch eine blockierte Kopfhaut gehemmt und es kommt zum Haarausfall.

Alle drei Probleme hängen mit einem gestörten Säure-Basen-Haushalt zusammen. Mit der richtigen basischen Reinigung werden Blockaden buchstäblich an der Wurzel gelöst. Hier gelingt nun der Weg für den Transport von Nährstoffen wieder und die Haare werden wieder optimal versorgt. Wieder werden mithilfe basischer Produkte die Ursachen beseitigt, anstatt die Symptome zu kaschieren.

Bei der Reinigung und Pflege der Kopfhaut beginnst du mit Trockenbürsten. Ähnlich einer Trockenbürstenmassage hilfst du so bei der Durchblutung und Entschlackung der Kopfhaut. Anschließend benutzt du ein basisches Shampoo in Kombination mit einer basischen Spülung. Ein basisches Osmose-Gel kann ebenfalls bei der

Reinigung der Kopfhaut helfen. Wenn du möchtest, kannst du danach weitere Pflege auftragen wie beispielsweise ein Haartonikum.

Nach dem Sport kannst du basische Stulpen verwenden, um Muskelkater zu verbeugen. So hilfst du deinem Körper optimal zur Regeneration ohne weiteren Zeitaufwand. Die Stulpen kannst du über den Tag oder über Nacht an den Beinen oder Armen tragen. Viele berichten von einem besseren Schlaf durch das Tragen von Stulpen nach dem Sport. Wassereinlagerungen, die vor allem während der Schwangerschaft oder im Alter vorkommen, wird so auch effektiv vorgebeugt.

Nach dem Sport können auch basische Wickel benutzt werden. Die Wickel, die feuchtwarm sein sollten, können einfach an den durch den Sport beanspruchten Regionen angebracht werden.

Über die Füße werden häufig auch Schadstoffe ausgeschieden. In der Naturheilkunde werden Füße nicht umsonst Hilfsnieren genannt. Um die Ausscheidung von Schadstoffen zu beschleunigen, kannst du also basische Fußbäder vorbereiten. Empfohlen werden die Fußbäder nach intensiver Beinarbeit wie beispielsweise nach einem anstrengenden Wanderausflug. Aber auch sonst solltest du Fußbäder so oft wie möglich in deiner Routine eingliedern. Ein Fußbad sollte zwischen einer halben und einer Stunde dauern. Du kannst währenddessen auch einfach fernsehen, dann vergeht die Zeit wie im Flug. Wenn du eine sehr irritierte Haut hast, fang am besten mit dem Fußbad an, bevor du mit einem Vollbad weitermachst. Erst nach einem erfolgreichen Vollbad, solltest du basische Gesichtspflege probieren.

Auch ein basisches Deo kannst du benutzen; glücklicherweise kannst du dieses natürliche Deo sogar zu Hause herstellen. So brauchst du keine Angst vor gefährlichem Aluminium oder anderen chemischen Stoffen haben. Einfach einen halben Teelöffel basisches Badesalz in etwas lauwarmen Wasser auflösen. Die Lösung einfach unter den (trockenen!) Achseln auftragen und trocknen lassen. Du wirst es nicht glauben, aber das Deo wird tatsächlich den ganzen Tag anhalten!

Wenn du einen größeren Wellness-Tag planst, kannst du dir gern ein basisches Dampfbad gönnen. Auch hier gibt es ein einfaches Rezept: Bereite einfach eine Paste aus einem Esslöffel Badesalz und einem Esslöffel Honig zu. Mit dieser Paste kannst du deinen ganzen Körper einreiben.

Nach dem Dampfbad kannst du die Paste einfach gründlich abbrausen. Du wirst dich sehr entspannt fühlen und deine Haut wird so weich sein wie ein Babypopo!

Übrigens gibt es ganze Wellness-Hotels, die sich auf basische Körperpflege konzentrieren. Wenn du Lust auf einen ausgiebigen Urlaub hast, kannst du einfach eine Behandlung buchen. Mit dem Rezept für das Dampfbad kannst du aber deinen Wellness-Urlaub ganz einfach zu Hause durchführen.

Beachte bei der Anwendung von basischen Pflegemitteln folgenden Grundsatz:

Je länger eine basische Anwendung Zeit hat zu wirken, desto effektiver ist sie. Du wunderst dich vielleicht, warum das Vollbad und das Fußbad so lange dauern. Vergiss aber nicht, dass es sich bei der Haut um das größte Ausscheidungsorgan des Menschen handelt! Gib deiner Haut also Zeit, um deinen Organismus zu unterstützen. Je großflächiger die Anwendung ist, umso effektiver ist sie. Sei also ruhig großzügig zum Beispiel beim Dampfbad.

AUSWIRKUNGEN SAURER KÖR-PERPFLEGEPRODUKTE

Nach der Geburt hat die Haut eines Babys einen basischen pH-Wert. Mit wachsendem Alter wird unsere Haut immer saurer. Hierbei handelt es sich um überschüssige Säuren, die ausgeschieden werden. Wenn du jetzt noch eine saure Creme benutzt, kann die Haut nicht mehr atmen, die Säureregulation wird gestört und dein Hautbild wird sich bloß verschlimmern.

Leider wird die Kosmetikbranche von sauren Körperpflegeprodukten beherrscht. Die meisten Pflegeprodukte haben eine chemische Rezeptur mit einem sauren pH-Wert. Durch die Säure wird die natürliche Erneuerung der Haut gemindert. Dies führt nicht nur zu trockener Haut, sondern auch zu vielen Hautkrankheiten. Leider entwickelt sich hier auch ein Teufelskreis, denn bei trockener Haut wird vermehrt zu weiteren chemischen Pflegeprodukten gegriffen.

Die Säuren werden auch über die Haut und die Schweißdrüsen in den Organismus aufgenommen und können so die gesamte Säurelast des Körpers negativ beeinflussen. Ohne es zu wissen, belasten viele ihren Körper mit sauren Stoffen, die sowohl äußerlich als auch innerlich schwere Folgen nach sich ziehen. Wer außerdem noch unter trockener Haut leidet, sollte die Finger auf jeden Fall von sauren Körperpflegeprodukten lassen, um das Hautbild nicht noch weiter zu verschlimmern.

Wenn es schlimm kommt, wird der Körper auf die Möglichkeit zurückgreifen, wichtige Minerale aus den körpereigenen Mineraldepots zu entnehmen. Wir reden hier von unseren Haaren, Knochen und Nägeln! Folgen wären trockene Haut, Ekzeme, brüchige Nägel, glanzloses Haar, unreine Haut, Cellulite und Falten.

Wieder entsteht ein Teufelskreis, denn wer möchte nicht etwas gegen Falten und Cellulite unternehmen? Weitere saure Produkte werden gekauft und die Haut wird immer schlimmer. Bei Cellulite kann man zum basischen Osmose-Gel greifen.

DIE VORTEILE BASISCHER PFLEGEPRODUKTE

Anstatt zu sauren Körperpflegeprodukten zu greifen, ergibt es mehr Sinn, basische Pflegeprodukte zu benutzen. Durch basische Körperpflege kann sich die Haut regenerieren, denn basische Produkte helfen dabei, die Säure aus der Haut zu extrahieren und zu entfernen. Dem Körper wird dadurch signalisiert, weitere Säure auszuscheiden. Dieser Prozess hilft dabei, das körpereigene Entsäuerungssystem des Körpers zu entlasten. Der Entsäuerungsprozess wird dadurch ebenfalls beschleunigt, schließlich ist die Haut das größte Ausscheidungsorgan.

Bei einem basischen Vollbad werden die Poren geöffnet und die Säure kann aus der Haut austreten. Wer den pH-Wert des Badewassers vor und nach dem Baden mithilfe eines Teststreifens misst, kann feststellen, dass nach dem Bad das Badewasser um Einiges saurer wird. Die Haut wird dazu ermutigt, rückzufetten und zu entschlacken. Anstatt die Haut mit chemischen Pflegeprodukten künstlich zu befeuchten, helfen basische Pflegeprodukte der Haut bei der eigenen Talgregulation bei fettiger Haut. Somit hilft die basische Körperpflege beim Säuren-Basen-Haushalt der Haut durch das Ausscheiden von Säuren und Schadstoffen. Ein pH-Wert von 7,5 bis 8,5 ist hierfür ideal.

Durch das Rückfetten musst du dich außerdem nach der Pflege auch gar nicht mehr eincremen.

Wer unter trockener Haut, empfindlicher Haut und unreiner Haut leidet, sollte daher zu basischen Pflegeprodukten greifen. Pickel und Mitesser können mit der richtigen Pflege so verschwinden und auch die Haut wird weniger fettig und großporig sein. Durch den Wiederaufbau des natürlichen Schutzmantels der Haut kann sich die Haut nämlich besser regulieren, d. h. auch die Talgproduktion wird reguliert.

Für empfindliche Haut bietet sich eine basische Creme für das Gesicht bzw. für den gesamten Körper an. Sie hilft der Haut dabei, ihre natürliche Schutzfunktion beizubehalten. Wenn du dich nicht sicher fühlst, kannst du dich auch bei einem basischen Institut beraten lassen.

Herstellung und Verlag:
BoD – Books on Demand, Norderstedt
ISBN: 9783756869626

© Mariam Priet 2022

1. Auflage
Kontakt: Psiana eCom UG/ Berumer Str. 44/ 26844 Jemgum
Covergestaltung: Fenna Larsson
Coverfoto: depositphotos.com

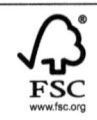